心理健康
释疑解惑
300问

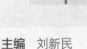

主编　刘新民

编委（以姓氏笔画为序）

王　欣	王　婷	王　燕	凤林谱
刘　畅	刘新民	吴义高	吴金庭
何苗苗	余剑飞	欧阳治国	金　鑫
金明琦	黄　晓	黄慧兰	盛　鑫
蔡　磊			

中国科学技术大学出版社

内 容 简 介

本书通过对300个心理问题的问答，解答了公众日常生活中常见的心理疑惑，涉及个体的认知、情绪、行为、个性、压力和心身健康问题，以及存在于工作、学习、生活、交往、情爱、家庭等领域中的心理困惑，并对心理健康和心理疾病知识进行了巧妙的融合，较全面地介绍了识别和处理这些心理问题的基本原则与方法。本书还使用名言、警句、典故、案例等对心理问题加以诠释，努力实现专业内容的通俗性、趣味性和可读性，力求对广大读者的心理健康水平起到提高作用。

图书在版编目（CIP）数据

心理健康释疑解惑300问/刘新民主编. —合肥:中国科学技术大学出版社,2022.5(2024.11重印)

ISBN 978-7-312-05420-4

Ⅰ.心… Ⅱ.刘… Ⅲ.心理健康—问题解答 Ⅳ.R395.6-44

中国版本图书馆CIP数据核字(2022)第048112号

心理健康释疑解惑300问
XINLI JIANKANG SHIYI JIEHUO 300 WEN

出版	中国科学技术大学出版社
	安徽省合肥市金寨路96号,230026
	http://press.ustc.edu.cn
	https://zgkxjsdxcbs.tmall.com
印刷	安徽国文彩印有限公司
发行	中国科学技术大学出版社
开本	880 mm×1230 mm 1/32
印张	9.75
字数	263千
版次	2022年5月第1版
印次	2024年11月第5次印刷
定价	39.00元

前 言

PREFACE

习近平总书记在2016年全国卫生与健康大会上提出,要加大心理健康问题基础性研究,做好心理健康知识和心理疾病的科普工作,规范发展心理治疗、心理咨询等心理健康服务。此后,一系列全民心理健康的举措随着全民健康发展战略的深入实施在全国展开。

本书是一本为了提高公众心理健康水平而编写的心理科普读本。全书基本内容按照基础心理学架构(如认知、情感、意志、行为等心理过程和个性心理)呈现,并体现在健康、工作、学习、生活、交往、职业以及情爱、家庭和子女教育等高频心理问题之中,通过300条问答进行健康心理、心理困扰与心理疾病的交叉描述。本书同时使用名言、警句、典故、案例等对心理问题加以诠释,努力实现内容的通俗性、趣味性和可读性,使公众能够从正、反两个方面来识别常见的心理健康和行为问题,知晓调节和处理这些问题的基本原则和方法。

尽管21世纪以来国内心理学科普图书逐渐增多,但是按照心理学学科体系撰写的科普作品较少;尽管"心灵鸡汤"式的作品较多,但是对日常生活现象的专业释然作品较少。特别是在当前党和政府重视心理健康的新形势、新要求下,专业性和科学性较强、满足时代发展需要的普及性作品仍然比较缺乏。本书正是把心理学与生活实际紧密结合的一次尝试,目的是创作一部具有基础性和实用性的心理学科学普及读本,为读者提供一部有关心理健康的自助与助人的好作品。

本书是"中交二航局第四工程有限公司(简称二航局四公司)员工帮助项目(Employee Assistance Program, EAP)"的研究成果之一。本书的一些方法在此项目实施中得到验证并取得较好的效果,我们将这些经验总结出来并加以拓展,以便提高公众生活领域的心理健康水平。同时,本书也是刘新民主编的安徽省"十三五"规划教材"心理学创新系列教材"(中国科学技术大学出版社,共8部)的配套科普作品。

在本书的撰写和出版过程中,要感谢中交二航局和二航局四公司全面推进EAP项目落地,为我们项目团队提供了实践和展示的机会。同时,要感谢中国科学技术大学出版社对本书的定位和指导。还要感谢EAP项目团队成员们不辞劳苦,使得本书得以顺利出版。由于时间仓促,本书在编撰过程中难免有疏漏之处,敬请读者不吝赐教,我们将不胜感激,并力争以后做得更好!

编 者

2021年12月

目 录

CONTENTS

认 知 篇

情　绪　篇

行　为　篇

人格(个性)篇

人际关系篇

职 业 篇

压力篇

家 庭 篇

情 爱 篇

心理咨询篇

心身健康篇

心理健康篇

XINLI JIANKANG PIAN

　　法国文学家雨果说过:"世界上最浩瀚的是海洋,比海洋更浩瀚的是天空,比天空还要浩瀚的是心灵。"心理健康是人类心灵的健康,是人的活力与动力的基础。健康的心态好比心中的太阳,它能给人带来光明、温暖、希望、勇气和力量。本篇围绕什么是心理健康,心理健康的标准有哪些,正常心理与异常心理的关系,怎样让自己的心理更健康进行讨论,以期给你的心灵插上快乐的翅膀,让你的生活充满阳光。

1. 为什么我们要重视心理健康？

——看一看我国的顶层设计

2016年8月，中共中央总书记习近平出席全国卫生与健康大会，提出要加大心理健康问题基础性研究，做好心理健康知识和心理疾病的科普工作，规范发展心理治疗、心理咨询等心理健康服务。此后，党和国家对全民心理健康做出非常周密且具体的顶层设计。

2016年10月，中共中央、国务院印发《"健康中国2030"规划纲要》，将心理健康作为全民健康的重要内容，对心理健康工作提出了非常具体的要求。随后，国家卫生计生委同中宣部等22个部委联合印发了《关于加强心理健康服务的指导意见》，对实现全民心理健康做出了规划。2018年11月，国家卫健委等十部委联合印发了《关于印发全国社会心理服务体系建设试点工作方案的通知》，布置了近几年的建设目标。核心目标有两个：心理健康和社会和谐。2019年7月9日，健康中国行动推进委员会发布《健康中国行动（2019—2030年）》，对心理健康促进行动提出了明确要求。我国加强心理健康工作的举措随着健康中国发展战略的深入实施全面展开，推动着国人的全面发展和社会的全面进步。

心理健康不仅仅关乎你本人，也关系到你的家庭幸福、事业发展乃至社会和谐。希望你作为自己心理健康的第一责任人，关注自己的心理状态，促进自己的心理健康。

 2. 什么是"健康"？

——心理健康与身体健康的关系

健康是人类生存的基础，没有健康就没有一切。健康好比是"1"，事业、财富、名誉等好比是"0"，有了前面的"1"，后面的"0"才有价值，如果前面的"1"没了，后面的"0"再多也毫无意义。

健康是一个不断发展的概念。起初,人们认为没有疾病、体格健壮就是健康。1948年,世界卫生组织(WHO)成立时,其在宪章中对健康的定义是:"健康乃是一种身体上、心理上和社会上的完美状态,而不仅仅是没有疾病和虚弱的现象。"这是迄今为止世界上公认和遵循的健康定义。也就是说,每一个人完整的健康应该包括身体健康、心理健康和社会功能良好三个方面。

1986年,WHO强调了健康的作用、目的和意义:健康为"人人能够实现愿望,满足需要,改变和适应环境。健康是每天的生活资源,并非生活目的。健康是社会和个人的资源,是个人能力的体现"。随后,世界卫生协会年会发出"健康还要包括良好的道德品质"的宣言。2005年,WHO再次强调:"没有心理健康就没有健康。"这说明,心理健康是健康的一部分,也是健康不可或缺的重要内容。

心理学的主要任务

人的心理是脑的功能。心理学主要是研究人的心理与行为及其规律的学科,心理学的目的就是阐明人类各种正常与异常心理现象。它的研究任务主要有四个:

(1)描述:对人的各种心理行为现象进行观察和概括,并能够用合适的概念与言辞予以准确地表述,以解决"是什么"的问题。

(2)解释:对各种心理现象的发生、发展、变化、影响因素和形成机制予以科学说明,以解决"为什么"的问题。

(3)预测:对一些特定行为将要发生的可能性和一种特定关系即将出现的可能性进行判断或估计及对其走向和结局进行推测,以解决"会怎样"的问题。

(4)改变:对不良行为的阻止或使其逆转,包括塑造良好的行为,以解决"怎么办"的问题。

心理学通过实现上述目标,会产生激动人心的结果:理解自己和他人各种心理行为的原因与意义,从而更好地处理心理问题,提升心理品质,提高生活质量。

3. 什么是心理健康？

——心理健康运动的历史溯源

20世纪初，耶鲁大学学生比尔斯从小目睹有癫痫症的哥哥发病时痛苦的样子，因而时常感到害怕，总是担心自己有一天也会如此，所以整日生活在恐惧和焦虑之中。1908年3月，比尔斯出版了根据自己亲身经历撰写的《一颗找回自我的心》。从此，以保持和促进心理健康，预防和治疗心理疾病，维护和增进人类幸福为主题的心理健康（早期叫作心理卫生）运动正式兴起，迅速传遍至世界各地。

尽管当前对心理健康的描述尚不完全一致，但其内涵有许多共同之处。对其理解要把握好以下几点：① 心理健康要求一个人在生存与发展方面都处于最佳状态，而不一定是永远的完美无缺，即使是身心有缺陷的人也可以追而求之，目标是在条件许可的范围内尽可能地达到最好的状态。② 心理健康绝不仅仅局限于没有心理疾病和内心的安宁，它还要求具有良好的社会适应能力，具有追求更高境界和最大发展的动力。③ 心理健康是一种相对的状态，人的心理随着环境的变化有所改变是正常现象，但这种变化应是适度的、适时的和良性的反应。④ 心理健康是一个动态的变化和发展过程，与躯体健康一样，受生物、心理和社会等多种因素的影响，因此需要终身维护。

 4. 心理健康有什么特征？

——心理健康的定义

心理健康至今还没有一个公认的定义，下面列举三种比较权威的定义：

（1）1946年，第三届国际心理卫生大会将心理健康定义为："在身体、智能及情感上与他人的心理健康不相矛盾的范围内，将个人的心境发展成最佳状态。"

（2）1948年，世界心理卫生联合会认为心理健康应包括："身体、智力、情绪十分调和；适应环境；人际关系中彼此能谦让；有幸福感；在工作和职业中，能充分发挥自己的能力，过着有效率的生活。"

（3）《简明不列颠百科全书》认为："心理健康是指个体心理在本身及环境条件许可的范围内所能达到的最佳功能状态，但不是十全十美的绝对状态。"

 ## 5. 怎样才算得上心理健康？
——心理健康的标准

英国广播公司网站在2021年7月29日发表的题为《美国体操名将西蒙娜·拜尔斯退赛——"我要关注我的心理健康"》的文章中称，奥运会金牌得主西蒙娜·拜尔斯在东京奥运会女子体操团体决赛中退出。之后她表示："我实在是不想继续了。""我必须关注我的心理健康。我实在觉得现在心理健康的问题在体育领域更加普遍了。""我对自己不再那么有信心了，或许是年纪大了。有那么两天，当所有人都在Twitter（推特）上给你发信息时，你就会感觉到整个世界的重量……"西蒙娜·拜尔斯所说的心理健康，通常用什么标准去衡量它呢？心理健康是人脑的高级功能，其内涵与外延非常复杂且广泛，很难用简单的言语进行精确的描述。这里介绍世界上比较权威的标准或要求。

《简明不列颠百科全书》提出的心理健康的标准是：① 认知过程正常，智力正常。② 情绪稳定、乐观，心情舒畅。③ 意志坚强，做事有目的。④ 人格健全，性格、能力、价值观等均正常。⑤ 养成健康习惯和行为，无不良行为。⑥ 精力充沛地适应社会，人际关系良好。

美国心理学家马斯洛提出的标准是：① 有充分的自我安全感。② 能充分地了解自己，并有恰当评估自己的能力。③ 生活理想切合实际。④ 不脱离周围现实环境。⑤ 能保持人格的完整与和谐。⑥ 善于从经验中学习。⑦ 能保持良好的人际关系。⑧ 能适度地宣泄情绪和控制情绪。⑨ 在符合社会规范的前提下,能有限度地发挥个性。⑩ 在不违背社会规范的前提下,能适当地满足个人的基本需求。

可见,心理健康的内涵和外延非常丰富,难以用简短的语言进行全面的描述,在不同领域、站在不同角度、处于不同年龄、在不同情境中都会有具体的和富有针对性的要求。

6. 她从"贤妻"变成了"悍妇"
——世界上有心理上的"完人"吗?

一位39岁的女士,近一年来脾气变得非常暴躁,每天都会因很小的事情与其丈夫大吵大闹。开始她的丈夫还跟她争执一番,后来经不住持久战就认输了。但她仍然不依不饶,由开始的"有理取闹"发展到"无理取闹",几乎每天都要将其丈夫骂得狗血喷头,甚至整夜指责加谩骂也不觉得劳累,弄得左邻右舍日夜不安。她的丈夫常常受到邻里的指责。最后他不得不央求她去心理门诊做咨询,但她坚决否认自己有心理问题。

在科学心理学知识尚未普及的时代,一些人误认为有心理问题就等于有"精神病",因此竭力否认自己有心理问题,即便他们每天遭受多种情绪的困扰,或者自己的个性扭曲很难被别人接受,或者内心痛苦夜不能寐,或者能力缺乏力不从心等,均不能使其认识到自己的心理行为已经偏离了正常轨道,需要矫治,需要改变。

其实,在世界上,心理完全健康的人很少,大多数人或多或少地存在着某些心理问题。当然有些人心理问题比较轻微,周围环境和工作对其要求不高,故影响也不大。但是,当受到某些生物、心理和社会因素的影响时,一些人可能会出现强烈的负性心理并造成严重的后果,甚至有转变为精神疾病的可能。

这位女士经心理师检查评估,被诊断为情绪障碍,与更年期有关。

心理师予以耐心的疏导,向她讲解了很多心理健康知识,她认识到了自己的问题,并积极配合治疗。数月以后,她的心理问题基本缓解,家庭生活也恢复到了常态。

7. 谁在不停地影响着你每日的生活?
——心态决定命运

其实,我们所有的行为都是由我们的内心世界——心理调控和指挥的。心理是人脑的功能,尤其是大脑皮质的功能。人的大脑不仅是调节、指挥全身所有生理活动的"司令部",同时也是产生丰富多彩的心理活动的高级中枢,是调控人的所有行为的司令部。所以,如果一个人行为失常,人们往往说"他脑子坏了"。一个人的心态不好对其人生有全面的、持续性的影响。

(1)心态与学习密切相关:绝大多数学生学业不良的原因是心态没有调节好,90%以上的学生学业不良都与心理状态有关,包括智力因素和非智力因素。真正因疾病或恶劣环境所致的学业不良占比很低。

(2)心态与工作密切相关:工作做不好主要也是心态的问题,包括能力不足和工作态度不端正等。一个人的责任心、事业心、进取心以及能力等本身都是心理的范畴,如果行为懒散、投机取巧、不思进取、做事马虎,更意味着心理素质存在问题,很难想象这样的员工能做出好的成绩。

(3)心态与家庭生活密切相关:夫妻关系、亲子关系和代际关系等是否融洽,无一不与每个家庭成员的心态有关,甚至某个家庭成员的心态会严重影响全家人的心情和生活。

(4)心态与人际关系密切相关:人际关系涉及人的人际沟通的理念、态度、模式、能力与技巧,更是心理素养的综合体现,人际关系困难或不会沟通往往是由心理缺陷所致。

(5)心理与休闲娱乐密切相关:你有过即将参加一直喜欢的旅游或娱乐活动,却始终提不起兴趣的情况吗?即使你硬着头皮到达了现场,可是内心深处始终没有激情与快感,此时多数是心理上(例如情绪)出现了问题。

(6)心理与违法犯罪密切相关:现代心理学与犯罪学都认为,所有的违法犯罪行为都是异常心理所致,激情犯罪多因缺乏控制情绪的能力,累犯和惯犯一般都缺乏正常的社会常识和适应能力等。

(7)心态与健康密切相关:再强壮的身体,没有良好的心态支撑就没有活力,甚至是"行尸走肉"。研究表明,80%以上的躯体疾病与心态相关,健康长寿者的共同特点是心态平和。

综上所述,可以说"心态决定命运"。一个人如果从小就具有积极向上的心态,将会受益终身,且他人和社会获益;反之,一个人如果心态扭曲,将终身受害,且有可能伤害他人,甚至危害社会。因此,每一个人都应该关注自己的心理健康,遇到心理问题时,应主动寻求解决或求助心理医生。

心理学的产生与发展

人类探索自身心理现象的历史源远流长。1879年,德国心理学家冯特建立了世界上第一个心理学实验室,标志着科学心理学的诞生。

一个半世纪以来,心理学飞速发展,已经形成了由几十门分支学科组成的心理学学科群。这几十门学科可划分为基础心理学与应用心理学两大类。前者主要研究心理学的基本理论问题,如实验心理学、神经心理学、心理物理学等,后者则是将心理学的原理与方法运用于各行各业中,以解决人们面临的各种心理问题,如管理心理学、犯罪心理学、医学心理学、军事心理学、社会心理学、教育心理学以及心理评估学、咨询心理学、心理治疗学等。

当前,由于社会的进步和健康事业的发展,以服务于心理健康和健康的心理学科发展最为迅速,出现了如健康心理学、医学心理学、临床心理学、咨询心理学和心理治疗学等。

8. 健康心理与异常心理怎样划分？
——心理健康状态的分类

正常心理与异常心理之间是一个渐变的、连续的过程,它们之间有程度或等级的区别。描述异常心理的中文词汇丰富多彩、举不胜举,这也造成了使用中的混乱,难以定义与统一。本书将人的心理健康状况划分为四个等级,后三个等级属于异常心理范畴。

(1)正常心理:即健康心理,指一个人心理上的健康状态,表现为心态平和,少有烦恼,富有活力,即便遇到困难和现实问题,也能够通过自我调节、主动求助或寻求社会资源轻松解决。健康心理也包括充满活力的积极心理。

(2)问题心理:指一个人存在明显、难以摆脱的心理问题,有较轻的心理行为偏常或心理困惑。问题心理一般由明确的现实原因引起,例如,遇到不易解决的难题,或遭受某种挫折和失败,常常存在着一些情绪烦恼或纠结,如不及时调整,对自己的生活会有一定的负性影响。

(3)异常心理:指一个人存在明显、难以调整的心理困惑或心理障碍,且对自己的生活、工作、学习和社会活动有明显的影响,属于心理的亚健康状态,但还达不到心理(精神)疾病的诊断标准,例如悲伤、绝望、焦虑、抑郁、强迫、恐怖、愤怒、痛苦等负性情绪。

(4)心理疾病:也称为精神疾病(障碍),属于现代"精神与行为障碍"疾病,具有病名且达到诊断标准的状态,包括焦虑症、抑郁症、强迫症、睡眠障碍、贪食症、厌食症、智力发育障碍、社交恐惧症、儿童多动症等,也包括严重的精神病(如精神分裂症、偏执型精神病等)。

需要强调的是,一个人有异常心理甚至是心理疾病,并不意味着这个人所有的心理活动都不正常,如同躯体疾病一样,冠心病只是心脏自身的冠状动脉出现了病变,糖尿病只是糖代谢出了问题,阑尾炎只是阑尾炎性病变。因此,对心理异常或疾病不能以偏概全。

9. 如何应对心理问题和心理障碍？

　　——处理不同问题的策略

　　各种异常心理表现轻重不等、千变万化、形形色色，例如第8问中的问题心理、异常心理和心理疾病为轻重不等的心理异常，对不同层次的问题，处理的侧重点是有区别的。

　　（1）问题心理，其行为开始产生超越正常范围的改变，诸如明显的担心、纠结、困扰、着急、焦虑、忧愁、紧张、压力，对此应查找现实原因，分析解决实际问题的可能性与途径，也可以寻求亲朋好友的帮助，必要时寻求心理辅导或咨询。

　　（2）异常心理，由于心理行为明显偏离了正常，且明显影响了自己的生活，意味着心理上的亚健康状态，有的可能是心理疾病的早期症状，对此要更加积极地进行自我调整，主动寻求帮助，采取综合性措施，争取早日寻求专家帮助，预防心理疾病的发生。

　　（3）心理疾病，由于心理行为障碍已经导致了明显的痛苦或功能损害，可能达到了心理（精神）疾病的诊断标准，自我调节和一般措施多数已经难以奏效，此时宜尽早寻求专家帮助。

 10. 患了精神疾病就丢人吗？

　　——精神疾病的本质

　　2019年著名医学杂志《柳叶刀》中的一篇文章指出，中国大约1.73亿人有精神与行为障碍（其中1.58亿人从未接受过专业治疗），包括焦虑症、抑郁症和强迫症等，其中抑郁症和焦虑症患者约有8000万人。

　　研究还表明，我国成人精神与行为障碍的终身患病率为16.57%。也就是说，按当时近14亿人口（成年人为11.4亿）的现状推算，近1.9亿人会罹患精神与行为障碍。因此，每一个人在一生中都有相当高的罹患精神与行为障碍的可能性，看心理医生和精神科医生也将成为平常的事，我们没有理由歧视自己。

无论是比较严重的精神分裂症，还是较轻的焦虑症、睡眠障碍等，都是由各种原因引起的脑功能紊乱，它们是疾病的表现形式，与一个人的人品、道德、面子无关。因此，要像对待躯体疾病病人一样给予精神疾病患者同情、理解、关怀与照顾，通过及时的心理干预、药物治疗、人文关怀和社会支持等，精神疾病患者多能得到较好的康复。

11. 自我感觉良好就一定心理健康吗？
——心理健康的评价方法

自我感觉反映的是一个人对自己判断和体验的能力，自我感觉良好是每一个人每天都要努力追求和维持的心理状态，它是一个人能否保持良好情绪、维持自信、保持心理健康的重要指标，也是判断一个人有无心理问题或心理疾病的重要指标之一。这里向读者介绍评价人的心理健康或心理障碍的主要标准。

（1）自感痛苦：称为自我体验标准，即是否存在明显的痛苦体验，如焦虑、抑郁、恐惧、愤怒、自卑、自责、生不如死等。

（2）功能障碍：即判断一个人的社会功能、职业功能、学习能力、生活能力和人际关系能力等是否减退，包括已有的心理功能低下或者原有的功能丧失，即失去了与自己的年龄、学识、体质、身份等明显无法匹配的能力，且不是由于突发创伤、疾病、残疾等特殊原因引起的。

（3）行为反常：指一个人明显地与以往正常时表现不同，出现持续性的行为过多、过少或离奇，这类行为明显与其习惯性表现或应有的表现不协调、不相称，无法用常识进行解释。

（4）不能适应：不能顺应环境、学习、工作的基本要求，不能遵守基本的社会规范和所在单位纪律的要求，总是牢骚满腹、不能适应等。

上述异常心理问题或病理心理,不一定全部都能够被自己及时、准确地认知。因此,每一个人都应该对自己的心理状态保持适当的警觉,也可以通过听取别人的看法,或者请教心理学专家进行判断。

专栏

认识自我的能力——自知力

自知力又称领悟能力或内省力,其概念有广义与狭义之分。广义的自知力是对自己整个心理状态的认识能力,即对自我的认知能力,尤其是对人格的认知能力,即能够比较全面、客观、准确地认识自己和评价自己心理状态的能力。每一个人的自知力都是不一样的。

狭义的自知力是指病人对自己心理、行为和精神状态是否正常的认识力和判断力,即病人能否准确地识别自己的心理状态和病情,能否意识到自己既往与当前的表现有何不同,是否还存在病态的行为等。

严重的精神病患者一般都有不同程度的自知力损害。因此,自知力丧失、存在或部分存在在临床上是判断精神疾病严重程度的重要指标之一,也是判断精神疾病发生、发展、好转或痊愈的指标之一。

因此,通过学习,不断提高自知力,对于维护心理健康是非常重要的。

12. “竹杖芒鞋轻胜马,谁怕? 一蓑烟雨任平生”
——办法总比问题多

“竹杖芒鞋轻胜马,谁怕? 一蓑烟雨任平生”出自北宋文学家苏轼的《定风波·莫听穿林打叶声》。该词写于宋神宗元丰五年(1082)春,当时是苏轼因“乌台诗案”被贬为黄州(今湖北黄冈)团练副使的第三个春天,苏轼与朋友春日出游,风雨忽至,朋友深感狼狈,苏轼却毫不在乎、泰然处之,吟咏自若,缓步而行,表现了他虽处逆境屡遭挫折而不畏惧、不颓废的倔强性格和旷达胸怀。

苏轼有哪些好的做法呢? 一是苏轼到黄州后开垦了黄州东门外的东坡,使得他能从劳动中获得精神上的寄托;二是积极走进大自然,在大自然中追求美的享受，领略人生哲理，以此消除精神上的苦闷；三是学习佛法与老庄哲学思想，努力调整自己的心态，养成旷达的胸怀；四是经常去黄州安国寺静坐思索，冷静、客观地审视自己的情感，以摆脱烦恼的束缚；五是通过写作的方式把自己的痛苦、忧虑、悲伤等情绪倾诉出来，这使他的文学创作达到了新的高峰，也让他对人生有了更多的理性思考，从更高的层面去看待自己所经历的痛苦。

心理学研究表明，产生挫折的原因多种多样。瞬息万变、飞速发展的社会，给我们每个人的生活都带来了巨大的压力，很多人变得焦虑、恐惧，甚至一蹶不振，而苏轼的黄州经历以及他的很多做法，不失为心理调节的"他山之石"！

 ## 13. 如何从不同层次需要中获得快乐？
——马斯洛需要层次论

美国心理学家马斯洛于1943年提出了著名的需要层次理论。他认为人的需要从低到高可以分为生理需要、安全需要、归属与爱的需要、尊重需要和自我实现需要五个层次。人的需要依次由较低层次向较高层次发展，直到达到需要层次的顶峰。在满足不同层面需要的过程中，人也会获得不同层面相对应的快乐。

（1）生理层面的快乐：生理需要，也叫本能需要，是指人类维持自身生存的最基本需要，如食物、睡眠、性等。当生理需要得到满足后，人就会产生最基本或最低层面的快乐，这是一种最自然纯朴的快乐，也是人最本能的感官快乐。

（2）安全层面的快乐：是指人具有的保障自身安全、就业和财产安全、医疗等方面的需要。当这些需要得到满足后，人就会产生一种较生理层面更高层面的快乐，这是具有显著安全保障的更高层面的快乐。

（3）归属与爱层面的快乐：包括两个方面：一是关于爱，即人都需要伙伴之间、同事之间的友谊和忠诚或关系融洽；人都希望得到爱情，希望爱别人,也渴望得到别人的爱。二是关于归属,即人都希望归属于某个群体,希望成为群体中的一员,相互关心和照顾。爱和归属与一个人的成长经历、教育及宗教信仰等密切相关,它所产生的快乐要比生理层面的快乐更细腻。

(4)尊重层面的快乐:人都希望自己有较高的社会地位,希望个人的能力和成就能够得到社会的承认。得到尊重后,个人就会对自己充满信心,体验到自己的价值,从而产生被尊重的快乐。

(5)自我实现层面的快乐:这是最高层次的快乐。它是指实现个人理想、抱负,最大限度地发挥个人能力,完成与自己的能力相称的事情所产生的快乐。它也被称为"顶峰体验"。

 ## 14. 诚知汲善心长在,争奈干时迹转穷
——相由心生是真的吗?

俗话说,人心慈,则貌美;人心善,则面善。有什么样的心态,就会有什么样的面相。美国心理学家鲍威尔博士的一项心理学实验研究证实:人的面相与心态有密切的关系。

鲍威尔博士设计的实验为:他们在一家小咖啡馆里安排了3位"托儿",一位是心态乐观的中年男子;一位是外表英俊,但性格忧郁的帅小伙;一位是有学识,但古板的中年男子。前后有6个人进店,其中5个人不约而同地坐到了乐观的中年男子桌旁,只有一位年轻女性坐到忧郁的帅小伙身边。鲍威尔博士认为,人的心态就像一个"光环",能反映其内心的情感、价值观、生活态度及道德修养,并能在无形中感染他人。人体"光环"是一个人灵魂的指示灯,能展现他的精神财富。该研究也解释了为什么我们会对素未谋面的人产生莫名其妙的好感或厌恶感。

想象一下身边令你感到舒服的人,他们的面部是不是给人平和、慈祥、乐观、宽容的感觉? 因此,你也应该努力保持乐观、积极的心态,懂得理解、尊重他人,学会从内心深处展示自己积极的行为状态,包括赞

美、幽默、微笑、尊重、礼让、随和、包容、宽恕、体谅、同情、忠诚、倾听等，只要坚持下去，好运定会跟着你。

15. 心理健康为什么要从小抓起?
——12岁孩子跳楼带给我们的反思

2021年11月24日，知名经济学家宋某在社交平台上发布了其孩子跳楼身亡的消息。宋某介绍，事发当天像往常一样，刚上初一的儿子需要在早晨5点55分起床，以便能在7点10分之前赶到学校。因家中没有做早餐的食材，宋某嘱咐儿子上学前去外面吃点东西，儿子回应说"好"后便出了门。当天因着急上班，宋某并没有像往常一样开车送儿子。不幸的是，孩子从小区的17楼坠下身亡。从其子出门到从17楼坠落，整个过程只有15分钟左右。

宋某认为繁重的学习任务、考试的压力、对成绩的过分看重以及对心理问题的忽视是导致孩子跳楼的原因。一个12岁的花季少年，为什么会选择一种我们本以为不会选、也不可能选的方式结束自己的生命呢？其中的原因值得每一位家长深思，儿童的心理问题并未受到学校和家长们足够的重视，老师们和家长们普遍认为"孩子还小，不会有心理问题"。实际上，心理问题的出现不分年龄大小。不同年龄阶段的个体，会出现不同的心理问题。

因此，心理健康应当从小抓起。人生发展的"关键期"大多在6岁及其以前，各种习惯和行为模式都在这一时期奠定基础，如果有一个好的开始，将来可使孩子的心理与行为得到健康的发展；如果在此时忽略了孩子的心理健康，那么希望孩子成人后具有健全的人格和健康的心理，就成为比较困难的事了。

16. 为什么中年人的幸福感最低?

　　——不同年龄幸福感的研究

　　幸福感是指人类基于自身的满足感和安全感而产生的欣喜与愉悦情绪,是人的一种心理感受。20世纪70年代,不丹国王吉格梅·辛格·旺楚克首次提出了国民幸福指数(GNH),并将国民幸福与国策链接起来。

　　英国华威大学安德鲁·奥斯瓦尔多教授曾经做过研究,他发现随着年龄的增长,人一生中的幸福感水平会呈现U形曲线,即童年和老年幸福感最强,中年幸福感处于U形曲线的底端。2015年,我国的一项居民幸福感调查结果也显示,幸福感最弱的年龄段是31~45岁,而60岁以上人群幸福感最强。同时,在对全球500多万人进行调查研究后得出的结论也与上述调查一致。2015年,欧盟统计局的一项调查呈现明显的"退休效应":在英国、荷兰、瑞士和瑞典等国家,65~74岁的退休老人的幸福感均强于同时接受调查的16~25岁的年轻人。

　　研究显示的幸福感下降的年龄段正好与承受工作压力最重的阶段相吻合。也就是说,31~45岁的人正处于一生中负担最重的阶段,他们除了工作外,还面临还房贷、抚养孩子、照顾老人等生活压力。因此,中年人要特别注意压力对心理健康的影响。

 17. 怎样才能长寿呢?

　　——诺贝尔生理学或医学奖得主的长寿"秘方"

　　从古至今,人们对长寿都很痴迷,无论是帝王将相,还是普通百姓,都希望能够延年益寿,长命百岁。随着科技发展及医学水平的不断提高,人们的寿命有了大幅度的提升。据日本媒体报道被吉尼斯世界纪录组织认定为"全球在世最长寿老人"和"全球在世最长寿女性"的日本老人田中力子于2021年1月2日迎来了她的118岁生日。养老院介绍,田中力子经常锻炼、做算术和下奥赛罗棋,她胃口很好,喜欢吃巧克力、喝可乐。她说她的目标是争取活到120岁。

那长寿有什么秘方吗?"人要活百岁,合理膳食占25%,其他占25%,而心理平衡的作用占到了50%。"这是2009年诺贝尔生理学或医学奖获得者——美国加利福尼亚旧金山大学教授伊丽莎白·布莱克本的研究成果。布莱克本认为,处于人体DNA末端的端粒长短,可直接反映生命的长度,但通过后天努力可以改变其缩短的速度,即延缓变老的节奏,进而延长健康寿命。

布莱克本提到的后天努力包括均衡饮食、坚持运动、充足睡眠等,她特别强调,心理平衡对端粒长度的影响非常明显。

18. 影响健康长寿的心理因素

——如何才能做到?

虽然心理平衡的确切原理和具体方法我们至今还没有完全认识清楚,而且有可能存在个体差异,但一些基本原则和方法是非常值得人们注意的。

(1)积极面对压力:在大部分有关长寿的心理学研究中,乐观积极的态度都被看作是最重要的一项。

(2)生活目标明确:即便不是多么"高大上"的生活目标,只要清晰且明确,能够为之努力,就可以激发生命的活力。

(3)伴侣关系长期稳定:2016年,加拿大多伦多大学詹姆斯博士的研究显示,对老年人而言,夫妻恩爱能有效降低死亡风险。

(4)优质的社交关系:布莱克本认为,被忽视、被霸凌、被歧视等都会影响端粒长度,且这种作用是长期的。反之,亲密的社群关系会减缓端粒的缩短过程,有益于健康。

(5)坚持练习冥想:一项针对老年痴呆患者家庭所做的研究发现,每天冥想12分钟,坚持2个月,即可改善端粒健康状况。

(6)助人为乐:中国人相信因果报应,认为善恶有报。2013年的一项研究称,经过5年的观察证明,帮助过他人的参与者相比很少帮助他人的参与者死亡率更低。

（7）经济无忧:2013年的一项针对婚姻和友谊的研究发现,高收入与长端粒之间存在相关性。研究人员推测,这可能因为赚钱能给人带来安全感,缓解部分压力。

19. "我可以不发脾气,你也能做到吗?"
——积极心理学是如何诞生的?

马丁·塞利格曼是积极心理学最重要的创始人。他并不是一个天生乐观的人,在很长一段时间里他因孤独而非常悲观,也经常抱怨、发牢骚。在他50岁那年,他与5岁女儿妮可一次拔草的经历,彻底改变了他的想法。

那是塞利格曼担任美国心理学会主席两周后的一天,他和女儿妮可一起在园子里准备播种。塞利格曼虽然写了大量有关儿童的著作,但在实际生活中他与孩子的关系并不亲密,这天他还有许多任务要完成,想尽快把活干完。女儿妮可却手舞足蹈,将种子抛向天空。塞利格曼叫她别乱来,女儿却说:"爸爸,我能与你谈谈吗?""当然。"塞利格曼回答道。"爸爸,你还记得我5岁生日吗? 我从3岁到5岁一直都在抱怨,每天都说这个不好,那个不好。当我长到5岁时,我决定不再抱怨了,这是我从来没做过的最困难的决定。如果我不抱怨了,你也可以不再那样经常抱怨吗?"妮可说。

此时,塞利格曼茅塞顿开,他发现女儿身上充满了积极的力量,具有很多可贵的品质,这促使她变成了一个积极乐观的孩子。从此,他开始了对积极心理的研究,提出了一个著名的公式:总幸福指数=快乐+参与+意图,并于2000年1月发表了《积极心理学导论》一文。从此,积极心理学作为一个新的研究领域形成了。积极心理学的研究重点放在了人自身的积极因素方面,其核心思想在于突出人与生俱来的积极因素,强调的是人类以美德为出发点,用积极、正面的心态对人的心理进行平衡,进而激发人自身的优秀品质和美德,发挥积极力量和优秀品质帮助他人,使他们获得幸福的生活。

 ## 20. 百尺竿头须进步,十方世界是全身

——谁是你心理健康的第一责任人?

英国诗人弥尔顿说过:"心灵是自己的地方,在那里你可以把地狱变成天堂,亦可将天堂变成地狱。"

心理健康是人在生存和发展过程中,认知积极、情绪稳定、行为适当、人格和谐、人际良好、适应变化的一种完好状态,这是提升心理健康素养、防范心理疾患、实现自我价值的基本保障。因此,从长远看,每个人都应该成为自己心理健康的第一责任人,努力掌握心理保健的基本知识,提高心理疾病的识别能力,把握好自我调适、利用资源和求助专家之间的关系。每个人都要树立终身自我学习、自我提高、自我调节、自我帮助、自我解决问题的理念并为之而努力,从而达到维护心身健康、应对各种挑战、追求幸福生活、实现人生理想的目标。

(凤林谱 刘新民)

认 知 篇

RENZHI PIAN

导读

罗素说过:"从伟大的认知能力和无私的心情结合之中最易于产生出思想智慧来。"认知是个体认识客观世界的信息加工活动。认知如何对个体认识活动产生调节作用?如何跳出思维陷阱,维持积极的心理状态?本章将围绕这些问题进行诠释和说明,希望对你有所帮助。

21."横看成岭侧成峰,远近高低各不同"

——什么是认知?

人怎样获取外部世界的知识? 例如,能命名世间万物,能区别姹紫嫣红,知道什么叫植物、什么是雨雪;在收到信息时能够鉴别且吸纳,在面临抉择时知道选择或放弃。这些知识的获得和应用,都依赖于一系列的心理活动——认知。

认知心理学之父奈瑟指出:认知是指感觉输入受到转换、简约、加工、储存、提取和使用的全部过程。简而言之,认知就是信息加工的过程。它是一个系统,由许许多多的成分或元素组成,例如感觉、知觉、记忆、思维、想象、语言等。当人通过自己的感官收到信息时,知觉会对输入的内容进行分析和综合;记忆会简化、重组或重构;思维会通过抽象、概括、提出假设、验证假设等一系列操作完成对信息的加工;语言会做出反应。因此,每个看似轻描淡写的回应背后,都深藏着一整套复杂而缜密的信息加工过程,甚至有学者用计算机处理信息的过程来类比人的认知过程,更好地解释了信息加工和输出的全过程。

认知在人们认识世界和改造世界的活动中具有非常重要的作用。人们不仅可以了解外部世界,同样也能认知自己的内心世界。

错觉与幻觉

1. 错觉

错觉是对客观事物歪曲的知觉。例如,胆小者走夜路会把树木当成人形。正常人的错觉经验证后可以纠正和消除。有少数离奇或恐怖的错觉是病理性的,需要专家诊治。

2. 幻觉

幻觉是一种虚幻的知觉体验,即在没有现实刺激作用于感官时发生的虚幻体验。幻觉的种类有很多,根据所涉及的感官,可分为幻听、幻视、幻嗅、幻味、幻触、内脏性幻觉。肯定的幻觉多为精神病性症状,需要专家诊治。

22. "君欲舍妄却求真,展转思维增妄想"
——什么是自动思维?

丈夫约妻子一起吃饭,他幻想着美妙的二人时光。在赶去约定地点的路上,他打电话给妻子说等他到了一起商量着点菜,不料妻子开心地说:"你快过来吧,我们已经点过菜了。"丈夫表面波澜不惊,但心里不免感到沮丧,他冒出的想法是:"我们? 难道又跟她的闺蜜们一起吃饭?""她对闺蜜的重视超过了我!"他生气了。

这些联想和回忆都是在打电话后出现的自动化思维。自动化思维也称自动思维,是指大脑中自动产生的想法、画面、联想、回忆等。自动思维往往和情绪、事件相伴在一起。

自动化思维是认知心理学家贝克在认知治疗中提出的,一般是指人在受到某个刺激后,会根据自己的经验、知识在大脑中进行整合,然后做出相应的反应。它分为正性思维和负性思维。

自动化思维的内容受到既往经验的影响,越是记忆深刻,或者近期发生的事情,越容易进入自动化思维。

妄想与超价观念

1. 妄想是一种在病理基础上产生的歪曲的信念,是病态推理和判断的结果。其特点是所产生的信念无事实根据,但病人坚信不疑,不能为亲身经历所纠正,不能被说服,亦不能为事实所证明。

妄想的具体表现非常丰富,主要有关系妄想、被害妄想、物理影响妄想、夸大妄想、被控制妄想、嫉妒妄想、钟情妄想、罪恶妄想和疑病妄想等。它们属于精神病性症状,凡出现明确、肯定的妄想,都应考虑精神病如精神分裂症的可能,若出现此类症状,要尽早看精神科医生。

2.超价观念是在意识中占主导地位的错误观念,其发生一般均有事实的根据,往往具有强烈的情感色彩。此种观念片面而偏激,但逻辑上并不荒谬,多见于人格障碍和心因性障碍。超价观念的内容不具有妄想的虚构性,但某些严重的超价观念可以转化为妄想。

23."月落乌啼霜满天,江枫渔火对愁眠"
——谁偷走了你的好心情?

自动思维会影响人们的情绪。例如,领导找员工单独谈话,指出其工作的不足,不同员工可能会出现以下几种类型的自动思维。

员工甲:"上司很器重我,他可能是在考验我。"由此产生的情绪可能是喜悦或激动。

员工乙:"他为什么不找别人,而是找我?"他的情绪可能是忐忑或紧张。

员工丙:"为什么总说我的不足,看不见我的优秀?"他的情绪可能是不满或委屈。

员工丁:"上司故意找茬吧? 他就是看我不顺眼!"其产生的情绪会是怨恨、烦躁或愤怒。

由此可见,不同的思维方式会产生不同的情绪。受制于负性自动思维的人,遇见任何事情的第一反应常常是糟糕的、负面的,因此他总是过得不愉快,并且逐渐累及他的自尊和自信。

24."举世何人肯自知,须逢精鉴定妍媸"
——如何识别负性自动思维?

人们容易忽视负性自动思维的出现,而只是体验到一些负性的情绪。长期的负性自动思维会导致心理障碍。如果要对这些自动思维进行调适,第一步是要学会识别它们。

首先,要弄清自动思维的特征:① 自动思维是对当下处境的即时解释,我们要寻找的自动思维,是与情绪反应相关的念头以及二者的逻辑关联。② 自动思维是一种隐藏的思维流,稍纵即逝,不易识别。③ 自动思维总是自发涌现出来的,是信念的当下表达形态,是一种不加思考而信以为真的认知。④ 自动思维容易被误认为是情绪。⑤ 自动思维可以分为语言形式和视觉形式两类,通过归纳结论或者想象画面,就能够很容易地表达出来。

其次,要注意识别自动思维的程序:① 确定情景或者问题,在一闪而过的意识流中找到对应的自动思维。② 确定与自动思维相伴而生的情绪是什么。③ 学会提问:刚才你有什么想法?

25."曾经沧海难为水,除却巫山不是云"
——常见的负性自动思维有哪些?

认知疗法代表人物贝克提出了几种常见的负性自动思维。

(1)两级化:非此即彼的极端思维。它只支持黑白两种状态,不允许阴影或者灰色地带的存在。这种思维方式使情绪波动于大喜大悲的两级状态。例如,"不成功,就是失败"。

(2)糟糕至极:认为某件事情一旦发生就必定会非常可怕、非常糟糕或非常不幸,犹如遭遇灭顶之灾,从而陷入极端不良的情绪状态之中。例如,"未能从事理想的工作,转行后我的人生就彻底完了"。

(3)绝对化要求:个体以自己的意愿为出发点,用一整套刻板的准则来规定自己和别人的行为,并常以"必须""应该"的形式出现。例如,"我必须保持情绪稳定""他应该这么做,否则就是不爱我"。

(4)过分概括化:是一种以偏概全、只及一点而不及其余的不合理思维方式。例如,领导今天讨论工作时没有展现笑容,就认为领导对自己有意见。

(5)自我贬低:习惯性地忽略或否定自己的积极素质,即使别人称赞也只认为是客气而非真心觉得优秀。例如,"我比赛得奖,纯粹是因为运气好"。

(6) 过度推断:将某次意外事件所产生的不合理信念不恰当地应用在不相干的事件中。例如,"一朝被蛇咬,十年怕井绳"。

(7) 情绪推理:无视事实或其他理由,一味地将主观情绪体验认定为事实,并以此决定自己的行为。例如,"我感到很忧郁,我的婚姻走到尽头了"。

(8) 个人化归因:认为一切不好的事情都是自己造成的,因此感到内疚或自责。例如,"同事今天不太高兴,是不是我不小心说错了什么话,或者做错了什么事,让对方不高兴了?"

以上负性思维揭示了一个人根深蒂固的思维习惯,深刻地影响着我们的认知、情绪和行为。因此,意识到自身负性思维的存在,注意识别思维类型,是做出改变、重获快乐的首要条件。

 ## 26. "山重水复疑无路,柳暗花明又一村"
——如何跳出你的思维陷阱?

突破自己的负性思维,使自己慢慢地开心起来,有三个要点:

(1) 识别负性自动思维:看见是治愈的开始。如果你被负性思维困扰,第一步就是要识别出问题来。然后根据前面提到的几种类别,对照自身找到影响自己的负性自动思维。

(2) 进行真实性检验:以事实为依据挑战这些消极想法,与其进行辩论。例如,没能从事理想的工作,转行的人生是不是真的彻底完了?对照刘翔最初练的是跳高,后由于身高等因素不适合此运动改练田径并成功,你就会发现,绝大多数的负性自动思维都是经不住推敲、站不住脚的。

(3) 顺其自然,为所当为:这是"森田疗法"的核心理念。所谓"顺其自然",是指与其费尽心力与想法做斗争,不如接纳存在负性想法和负性情绪的自己,同时也要清醒地意识到自动闪出的负性想法并不等同于客观事实;"为所当为",是指拒绝做情绪的奴役,"该干嘛干嘛",使注意力得到转移,情绪得到恢复。

如果你能够持之以恒,坚持以上三点,负性思维和消极情绪就会渐渐离你而去。

27."问渠那得清如许?为有源头活水来"
——如何帮助他人走出负性思维的怪圈?

识别了自动思维之后,我们就有机会去评估它、干预它,走出负性思维的怪圈,最终得出更具理性的思维。以前述丈夫约妻子吃饭的事情为例。

(1)求证自动思维的证据:"你认为妻子不重视你,支持这个想法的证据有哪些呢?"

(2)求证有没有别的解释:"你觉得妻子不够重视你,除了与闺蜜进餐外,还有没有其他的可能性呢?"

(3)求证负性思维的影响:"你产生了妻子不够重视你的想法,如果你相信这个想法,那么对你会有什么影响? 如果你改变这个想法,那么对你又会有什么影响?"

(4)求证作为旁观者的心态:"如果你的朋友也处于同样的处境,那么你会对他说什么?"

(5)求证具体的处理方式:"如果有了这个想法,那么接下来你会做什么?"

上述提问便是一种帮助他人和自己进行自我探索、自我疗愈的方法。

28."长风破浪会有时,直挂云帆济沧海"

——什么是积极心态?

艳阳高照,有的人抱怨阳光毒辣,有的人享受天朗气清;细雨如丝,有的人抱怨沾衣湿鞋,有的人欣赏水光美景。

有这样一类人,他们总能从平凡的小事中发掘美好,以积极的精神、乐观的态度和美丽的心灵,去超越自身存在的压抑、狭隘、愤怒、嫉妒等消极状态,以更健康的、富有建设性的认知与情绪来面对生活、把握未来,这就是积极心态。

心理学研究表明,人产生不同情绪的原因,在于对同一事件的看法或评价不同。具有积极心态的人更善于从乐观、向上的方面去思考问题,用合理有效的方法来解决困惑、体验幸福。例如,盛有半玻璃杯的水,可以认为半空,也可以看成半满,后者便是积极的思维。对于负性思维者来说,思维方式的积极改变就是一个非常好的方法。

思维方式的积极转变会让你的心态变得平和,对人对事也会多一份体谅和理解,日常生活便会多一份轻松和快乐。

 29."忽如一夜春风来,千树万树梨花开"

——24项积极心理品质你占几样?

2004年,塞利格曼和彼得森出版了他们共同撰写的《优秀品质和美德:手册与分类》。这本书描述了能使人们身心健康并幸福生活的六大美德,并且将它们细分为24项性格上的优秀品质。它们分别是:

(1)智慧:① 创造力。是指常有新的主意和想法,喜欢创造新异的东西。② 好奇心。对各种事情都很感兴趣,对事情的来龙去脉感到好奇。③ 开放性。喜欢用不同的方法解决问题,愿意听取别人的意见。④ 爱学习。学习的主观能动性强,每当有机会学习新东西时都会积极参加。⑤ 洞察力。知道什么事情是重要的,即使在困难的情况下也可以做出正确的判断。

(2) 勇气:① 真诚。信守诺言,不找借口,不会为了摆脱麻烦而说谎,勇于认错。② 勇敢。会维护弱者的利益,为正义发声。③ 坚持。做事尽心尽力,即使失败了也不放弃,信守承诺。④ 热情。无论做什么都会很有兴趣,善于与各种类型的人相处。

(3) 仁爱:① 友善。会安慰不开心的朋友,会帮助有困难的朋友,对人关爱、仁慈。② 爱。常常有被爱的感觉,也爱身边的亲人和朋友。③ 社会智能。在社交场合中谈吐和举止十分得体,善于结交新朋友。

(4) 正义:① 公平。遵守规则,一视同仁。② 领导力。听取其他成员的意见,善于组织集体活动并且确保它们成功。③ 团队精神。忠于团队,顾全大局,自觉维护团队利益。

(5) 节制:① 宽容。能既往不咎,宽恕那些犯了错的人或者伤害过自己的人。② 谦虚。为人低调,不招摇,不寻求成为他人关注的焦点。③ 谨慎。做事细心,做决定前会深思熟虑。④ 自律。自觉控制自己的欲望和冲动,自觉调节自己的情绪,自觉规范自己的行为,能延迟满足。

(6) 卓越:① 审美。善于发现周围环境及日常生活中美好的事物,懂得欣赏各领域的美。② 感恩。生活中很少抱怨,常常感恩他人或周围的环境,知足常乐。③ 希望。以积极的心态看待现实生活,对未来持有乐观的态度。④ 幽默。总是能看到生活光明、轻松的一面,善于营造轻松、欢乐的氛围。⑤ 信仰。有信念,有人生理想和人生目标。

塞利格曼和彼得森希望通过认真仔细地分析和总结个人的优点和品德,更好地利用自己的长处和优势来提高生活效率和幸福感。

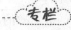 专栏

幻想与理想

1. 幻想:是一种指向未来并体现主体愿望的想象。它有两个明显的特点:第一,幻想总是指向未来的活动。例如,有的人幻想自己将来成为魔术师,想变什么

就变什么,无所不能。第二,幻想总是体现着想象者的愿望,是人们所向往、期望、追求的新事物的形象。它是学习和工作的巨大动力,凡是促使人进步、激励个人进取的都属于积极幻想。然而还有一种不切实际、不能实现的幻想,是虚而不实、无根据的看法或信念,如清代李渔的《玉搔头·抗节》:"空将这假笑痴颦,费伊的幻想。"

2.理想:是对未来有现实根据的、合理的向往,是在正确世界观指导下,以现实生活发展规律为依据,对自己未来各种生活愿望的向往。理想往往与人们最远大而崇高的生活目标联系在一起。例如,科研人员向往通过自己刻苦钻研,研发出抗击新冠病毒的特效药,造福人类。它是积极的、有益的,能激励人奋发向上。一个人的理想往往受家庭教育、学校教育和社会环境的影响而形成。

幻想和理想都属于想象的一种,二者的区别在于与现实的关系。理想是以客观现实为依据、符合客观发展规律的,因此通过努力是可以实现的。

 ## 30."仰天大笑出门去,我辈岂是蓬蒿人"
——什么是PMA黄金定律?

两个欧洲人到非洲去推销皮鞋。第一个推销员看到非洲人都打赤脚,立刻失望起来,放弃努力,沮丧而回;另一个推销员惊喜万分:"这些人都没有皮鞋穿,这皮鞋市场大得很呢!"于是他想方设法,引导当地人购买皮鞋,最后大获成功。这就是一念之差导致的天壤之别。

PMA是美国成功学领域的专有名词positive mental attitude的英文缩写,即"积极心态";反之,则是NMA(negative mental attitude),即"消极心态"。它是成功学大师拿破仑·希尔在数十年研究中最重要的发现,他认为人之所以有成功或失败,心态起了很大的作用。

PMA可以创造成功、快乐,使人到达辉煌的人生顶峰;而NMA则会使人终身陷在悲观沮丧的谷底,即使人爬到巅峰,也会被它拖下来。其最根本之处在于:这个世界上没有任何人能够改变你,只有你能改变你自己;没有任何人能够打败你,能打败你的也只有你自己。正如著名心理学家维克托·弗兰克尔所说的:"在任何特定的环境中,人们还有一种最后的自由,那就是选择自己的态度。"

其实,积极的心态是人人都可以学到的,无论他原来的处境以及他自身的气质与智力怎样。运用PMA黄金定律支配自己人生的人,始终用积极的思考、乐观的精神和丰富的经验控制自己的人生,最终获得成功。

31. "人生结交在终结,莫为升沉中路分"
——是什么影响了你的人际关系?

人际关系是人与人之间心理上的关系、心理上的距离,当双方在相互交往中都获得了各自的社会需要的满足,相互之间的心理关系才能发生和保持接近。人际关系的心理因素是复杂的,既有认知成分,也有情绪和行为的成分。人际间的吸引力与认知有着密切的关联。

(1)增进人际吸引的因素:① 接近性。空间上的距离越小,双方越接近,尤其是交往的早期阶段,地理上的接近使相互接触的机会更多,更容易熟悉对方。② 相似性。个人特性方面相似度越高,则越能相互吸引,尤其是态度因素,例如观点、主张、信仰,所谓志同道合。③ 互补性。当双方的需要以及对方的期望正好成为互补关系时,就会产生强烈的吸引力。④ 能力与特长。个人如果在能力与特长方面比较突出,其本身就具有强大的吸引力。⑤ 仪表。由于第一印象的作用,仪表因素会影响彼此之间的吸引,但随着交往时间延长,吸引力将会逐渐转入内在的道德品质。

(2)阻碍人际吸引的性格因素:① 不尊重别人的人格,对他人缺乏感情,不关心他人的悲欢情绪。② 自我中心主义强,只关心自己的利益和兴趣,忽视他人。③ 对人不真诚,不择手段谋求个人利益。④ 孤僻,不喜欢与人交往。⑤ 好高骛远地提出过高要求、过高目标,苛求他人。⑥ 妒忌心强、怀有敌对情绪与猜疑性格的人,往往容易与他人的关系陷入僵局。⑦ 贬低他人,抬高自己,对他人过分批评,对自己过分夸耀。⑧ 性格极端偏激、固执,不愿接受他人规劝,过分防御、报复心强。⑨ 对人际关系过于敏感,过分自卑、缺乏自信心,过分服从并取悦别人,过分依赖他人而又丧失自尊心。⑩ 认知评价。倾向于积极评价的人往往能看到事物美好的一面,而消极认知会影响客观判断,滋生负面情绪,损害人际关系。

32.“观山则情满于山,观海则意溢于海”
——怎样维持积极的心理状态?

积极的品质、固有的潜能、个体的发展、生活的幸福等,是积极心理学研究的重点,也是我们维持积极心理状态的方向。维持积极的心理状态可以从以下几方面着手:

(1) 积极的归因方式:当生活不如意时,既不会一味责怪自己,也不会全然怨天尤人,而是能够相信自己的能力,理性地分配资源,妥善地解决问题。

(2) 建立个性化的习惯:例如运动、看电影、听音乐、跳舞、看书等,具体选择因人而异,慢慢形成习惯且固定下来。

(3) 积极参加集体活动:主动与人交往,能使人消除孤独,获得安全感,宣泄个人苦闷,使人心胸宽广、心情愉快。

(4) 培养积极的情绪:以适当的方式宣泄情绪,学会情绪的自我调节,并有意识地进行积极向上情绪的培养。

(5) 纠正自己的负性思维:及时识别负性思维,进行真实性检验,代之以积极的想法。有时可顺其自然,为所当为。

(6) 注意维护大脑健康:注意脑力劳动与体力劳动的结合,避免过度用脑,做到劳逸结合、起居有常、饮食有节。

(7) 制定恰当的目标:不断调整自己的目标,使其与自己的能力相适应。对自己每一次的小进步,给予自我激励。

(8) 完善积极的人格:保持乐观的心态和健康向上的理念,提升正向思维的能力,激发潜能,促进积极人格特质的形成。

33."宝剑锋从磨砺出,梅花香自苦寒来"

——如何在逆境中成长?

谁能在逆境中反败为胜?谁能在坚持中取得成功?历史上有司马迁的隐忍建树了《史记》的不朽辉煌,勾践卧薪尝胆开拓了帝王的春秋霸业,爱因斯坦的执着创造了《相对论》的继往开来,贝多芬的顽强成就了《命运》的千古流芳,等等。

纵横古今,难得有一生一帆风顺的人。当一个人遭遇挫折时,是沉沦于逆境的泥潭里痛苦消沉,还是扼腕住命运的咽喉勇敢抗争?选择权都在自己的手中。什么样的逆境不重要,重要的是在逆境之中,你表现出的坚韧性有多强。对于坚强的人来说,逆境不仅能让人奋勇直前,还能让人更快成长。一个人如何在逆境中成长,是对积极认知与行动的双重考验。

 34."消得春风多少力,带将儿辈上青天"

——为什么说好孩子都是夸出来的?

不少父母喜欢拿自己的孩子跟别人比较,即使看到自己的孩子优秀的一面也吝啬赞赏,他们忌惮夸奖孩子是害怕孩子受到表扬后骄傲自满。然而很多研究证明,孩子得到夸奖后往往表现得更加努力和优秀。

法国作家拉封丹曾写过一则寓言,讲的是北风和南风比威力,看谁能把行人身上的大衣吹掉。北风首先来一个冷风凛凛、寒冷刺骨,结果行人为了抵御北风的侵袭,便把大衣越裹越紧。南风则徐徐吹动,顿时风和日丽,行人因为觉得很暖和,所以解开纽扣,继而脱掉了大衣。结果南风获得了胜利。这就是心理学界常说的"南风效应"。

在对待孩子的问题上,同样要讲究方式方法。虽然有时候训斥和打骂能起到短暂的效果,但无形中伤害了孩子的自尊心和自信心,甚至

使他们产生自暴自弃的想法。所以我们不妨学学"南风",舍得夸奖
孩子。

皮格马利翁效应

皮格马利翁效应又叫罗森塔尔效应,来源于美国著名心理学家罗森塔尔的一次实验。他和助手来到一所小学,声称要做一个"发展趋势"的测验,并郑重其事地将一份"最有发展前途"的孩子的名单交给校长和老师,叮嘱他们务必保密。其实在这份名单上的孩子都是随机挑选出来的,但几个月后,令人称奇的是,名单上的孩子的各门成绩都有明显的进步。

皮格马利翁效应其实体现的就是暗示的力量。这份权威的名单对教师产生了强烈的暗示效应,使他们在对待孩子的一言一行中都充满了热烈的关爱和真诚的期待,孩子的心灵也受到感染,从而变得自信而又努力,激发出强大的潜力,达到了期待者所希望的效果。

皮格马利翁效应告诉我们,对一个人传递积极的信息,会使对方发展得更好,在充满信任和赞赏的环境中,人很容易受到启发和鼓励,往更好的方向努力,随着认知的改变,行动也越来越积极,最终取得了更好的成绩。

 35. "千磨万击还坚劲,任尔东西南北风"

——如何打造更好的自己?

生命无常,跌宕起伏,我们无法改变大千世界,唯一可以改变的就是自己。正如美国心理学家威廉·詹姆斯所述:"当代最伟大的一项发现,就是人们可以通过改变自己的心态,从而改变人生。"

我们不能决定生命的长度,但可以拓展生命的宽度;

我们不能左右天气,但可以改变心情;

我们不能改变容貌,但可以展现笑容;

我们不能控制他人,但可以掌控自己;

我们不能预知明天,但可以用好今天;

我们不能万事顺利,但可以事事努力;

我们不能样样优秀,但可以不断进步。

境随心转,经过千锤百炼,才能涅槃重生,做更好的自己。

 36."问余何意栖碧山,笑而不答心自闲"

——幸福和幸福感有什么区别?

人在被病痛折磨着的时候,总会想到没有病痛该是多么的幸福;在冬天寒风凛冽的室外,就会想到在温暖的屋子里该是多么的幸福。追求幸福是人生的重要目标,是人类的共同渴望。然而你主观的幸福或别人眼里的幸福是不是你真实的幸福感? 这是两个截然不同的概念。塞利格曼把"幸福"划分为三个维度:

(1)享乐:指的是追求身体和心灵上的快乐,如陶渊明的"采菊东篱下,悠然见南山"。

(2)参与:指的是对家庭、工作、爱情和爱好的投入程度,在专注于某事的过程中体验到欣慰和幸福,如袁隆平院士年过八旬还在稻田里奔波耕耘,乐此不疲。

(3)意义:指的是发挥个人长处,探索人生价值,实现目标和理想,即使过程艰辛,也仍然感到幸福,如雷锋精神。

值得深思的是,在三个维度中,享乐带来的快乐最短暂。塞利格曼说:"这一点值得大家注意,因为有太多人以追求享乐为生活的目的,但是参与和意义却远比享乐重要。"

 37."自信人生二百年,会当水击三千里"

——为什么说态度决定命运?

从前,有位哲人看见三个泥瓦工人在盖房,便问:"你们在干什么?"

第一个人回答:"在砌墙。"第二个人回答:"在盖一幢大楼。"第三个人回答:"在建设我们美好的家园。"哲人听后便对第三个人说:"你将来一定会很幸运。"多年之后,哲人再次遇见那三个人,第一个人依旧在做泥瓦工,第二个人成了一名工程师,第三个人则成了前两个人的老板。三个人的命运天差地别,原因就在于他们拥有不同的心态和认知。

态度决定命运,这句话看似夸张,实际上却很真实。

 ## 38."因过竹院逢僧话,偷得浮生半日闲"
——影响态度改变的因素有哪些?

个体态度形成后,由于接受新的信息或意见而发生变化,这个过程就叫态度转变。根据美国学者霍夫兰等提出的态度转变模型,影响态度改变的因素包括传递者方面的影响因素、沟通信息方面的影响因素、接受者方面的影响因素以及情境因素。

(1)传递者方面的影响因素:① 传递者的威信。威信越高,传递者与接受者的相似性越大,说服的效果越好。② 传递者的立场。如果传递者的立场是自我牺牲的,则会造成比较大的影响。③ 说服的意图。如接受者认为传递者刻意影响他们,则不易转变态度;但如果他们认为传递者没有操纵他们的意图,对信息的接受就比较容易。④ 说服者的吸引力。吸引力高的传递者更容易被人认同。

(2)沟通信息方面的影响因素:① 信息差异。研究表明,对于威信高的传递者,这种差异较大时,引发的态度转变量最大。② 畏惧。研究发现,中等强度的畏惧信息能达到较好的说服效果。③ 信息倾向性。对一般公众,单一倾向的信息说服效果较好;对文化水平高的信息接受者,提供正反两方面的信息说服效果较好。④ 信息的提供方式。一般来说,口头传递比书面途径效果好,面对面的沟通比通过大众传媒沟通效果好。

(3)接受者方面的影响因素:① 原有态度与信念的特性。已经内化了的态度、已成为既定事实的态度、与个体的需要密切关联的态度不易转变。② 人格因素。依赖性较强的接受者比较容易接受说服;自尊水平高、自我评价较高的接受者不易转变态度;高社会赞许动机的接受者易于被说服。③ 个体的心理倾向。个体的逆反心理、心理惯性、保留面子等心理倾向会使其拒绝他人的说服。自我防卫策略也会降低说服效果。

(4) 情境因素:① 预先警告。如果接受者原有态度不够坚定,预先警告可促使其态度转变;如果态度与接受者的重要利益有关,那么预先警告往往使其抵制态度转变。② 分心。分心即注意力分散。如果分心使接受者分散了对沟通信息的注意,则会促进其态度转变;如果分心干扰了说服过程本身,则会削弱说服效果。③ 重复。沟通信息的重复频率与说服效果呈倒U形曲线关系,中等频率的重复效果较好。

 39. "人老簪花不自羞,花应羞上老人头"

—— 什么是阳光心态?

苏格拉底单身的时候,与几个朋友住在一间窄小的房子里。有人见他每天都开心的样子,便问到:"几个人挤在一起,太不方便了,有什么可高兴的?"苏格拉底说:"朋友们在一块儿,随时都可以交换思想,交流感情,这难道不是很值得开心的事吗?"过了一段时间,朋友们先后结了婚搬走了,只有苏格拉底仍住在那里,他还是那么快活。那人又问:"一个人住多寂寞啊,你为何还那么高兴?"苏格拉底说:"有很多书陪我呢,随时都可以为我答疑解惑,这怎会不令人快活呢!"过了几年,苏格拉底也成了家,搬进了一座大楼里。这座大楼有七层,他的家在最底层,底层嘈杂又不干净。那人见他还是一副春风满面的样子,吃惊地问:"住在这样的房子里,你也感到高兴吗?""是呀!" 苏格拉底说,"住一楼的好处太多了!进门不用爬楼梯;搬东西不必费很大的力气;朋友来访很容易找到……最妙的是,还可以在空地上养花种菜,简直是乐趣无穷!"一年后,苏格拉底与七楼的一位朋友换了房,他依旧很快乐。那个人故意问道:"先生,想必住七层楼也有诸多好处吧!"苏格拉底说:"没错!例如,多爬几阶楼梯可以锻炼身体;光线充足看书写文章不累眼睛;没有人在头顶打扰,白天夜晚都非常安静。"后来,那人遇到苏格拉底的学生柏拉图,他问:"你的老师总是那么快乐,可我却觉得他每次所处的环境并不那么如意呀!"柏拉图说:"快乐与否,不在于环境,而在于心境。"

拥有好心情,才能欣赏到好风景。拥有积极的认知,才能享受快乐的人生。阳光心态的人不是没有黑暗和悲伤的时候,只是他们追寻阳光的心灵不会被黑暗和悲伤遮盖罢了。

 ## 40. "天生我材必有用,千金散尽还复来"
——怎样培养积极心态?

同样一件事情,你对它的态度(认知)是积极的还是消极的,它所造成的后果是不同的。具有积极心态的人,能更好地处理学习、生活和情感的问题。积极的心态是可以培养的:

(1) 保持阳光乐观的态度,学会从积极的方面看待人和事。"与人相处,就如同在泥里挖金子,你很明确,你现在挖的是金子,而不是泥。"适当的时候可以给自己一些诸如此类的积极的心理暗示。

(2) 排解思想压力,舒缓打击。成功路上多坎坷,要学会排解挫败的失落情绪,如跟朋友保持沟通、写日记、体育运动等都不失为缓解情绪的方法。

(3) 具备自我创新的精神。创新不仅会让我们的思路开阔,也能使我们的心胸宽广,创新创造的过程和结果给人们带来的精神愉悦、充实、满足和快乐,是生活中其他过程和结果都不能给予的。

(4) 培养健康的兴趣爱好。做自己喜欢的事情,能使自己心情愉悦,也能让随之而来的成功的喜悦冲淡工作和生活上的烦恼,舒解心中的纠结。

（5）不沉溺于消极心态之中。具有消极认知的人，即使置身于天堂，也会有高处不胜寒的悲怆。要以积极、乐观的态度对待人与事，你就会习惯于发现积极的一面，就会学会积极的自动模式。"即使面对一只停了的钟，也能看到一天有两次准时的希望。"

积极认知行为治疗（ACBT）

积极认知行为治疗是在积极心理学、多因素交互原理、认知行为疗法、个人建构主义、身心相互作用规律等理论基础上建立起来的一种新的治疗方法，是对认知行为治疗的一种发展。ACBT通过心理咨询和心理治疗启发来访者意识并发动自身能量去应对困扰，注重来访者积极主动地进行自我探索和自我构建，继而做出行为改变。ACBT的治疗过程一般分为四个阶段：

（1）首次会谈与诊断评估（包括躯体检查）阶段：良好的咨访关系和情感协调是首次会谈中必须建立的，要让来访者树立信心，对自己痊愈有积极信念。躯体排除诊断完成后，咨询师向来访者说明治疗的目的、意义、效果和要求等，奠定良好的治疗基础。

（2）自我探索阶段：一般为1~3个月时间。ACBT治疗记录是临床治疗的核心环节，通过表格记录帮助患者寻找时间、事件和心境的关系，寻找心境、对抗行为和效果的关系，通过自动思维记录发现非理性信念并对峙，这可能是一个需要反复进行的过程。

（3）强化巩固阶段：一般为3~6个月时间。通过指导、鼓励患者坚持行为对抗，回归生活，直到治疗结束。这是治疗的难点和关键所在，要让患者找到一个有效的行为模式来对抗负性情绪和困难心境，并固定下来不断强化。

（4）效果评估和回归社会阶段：经过以上环节的治疗，大多数来访者能够被治愈，心境得到改善，社会功能恢复，人际关系协调。在回归社会的过程中，主张来访者6个月回访一次，1~2年后结束治疗。

（王　婷）

心理健康释疑解惑**300**问

情　绪　篇

QINGXU PIAN

 导读

　　约翰·米尔顿说过："一个人如果能够控制自己的激情、烦恼和恐惧，那他就胜过国王。"生活中，情绪体验决定了我们的生活是否快乐和幸福。那么，如何认识情绪、引导情绪和控制情绪呢？如何才能调节恶劣情绪、培养健康情绪呢？本章将围绕这些问题进行阐述和解释，力求对你有所帮助和启迪。

41. "而今识尽愁滋味,欲说还休"

　　——人可以做到没有情绪吗?

　　一天,一位女青年来到心理门诊,她问心理师:"人可以做到没有烦恼、没有情绪反应吗?"心理师说:"不可以。"她又问道:"那我请你解决我的情绪问题,不就意味着没有用吗?"心理师回答:"也不是。"是的,几乎所有人都遭受过情绪与情感的折磨。有人甚至在想:人倘若没有情绪和情感,不就没有了烦恼,该多好!

　　心理师告诉她,人在生活中总会有烦恼、纠结、愤怒与痛苦等情绪,情绪是人类知、情、意三个基本过程之一,是高等动物存在的一种心理能量(包括正能量与负能量等),能量都是无法被否认和消灭的。但是,我们可以改变能量的存在方式和状态。情绪能量好比存在着的水,你可以将它转变成冰,也可以蒸发它,而它仍然无法离开客观存在,会以另外的形式停留在某处。不良情绪如同泛滥的河水,你不能否认它,也无法消灭它,只能疏导它,让它流向对人无害的地方,比如引入农田、灌溉庄稼……洪水猛兽就成为了贵如油的生命之水。因此,有了不良情绪,我们应该正视它、疏导它、治疗它,或者把它"蒸发掉",让它以无害的甚至是有益的形式存在。于是,这位女青年开始了她的咨询,心理师要求她学会直面问题,激发正性情绪对生活的积极影响。

 42. "问世间情为何物,直教人生死相许"

　　——什么是情绪、情感与心境?

　　现代心理学认为,情绪与情感是人类内心中具有两极性的体验,按照其体验方式,划分为心境、情绪和情感三个类别。心境是一种微弱、持久而又具有弥漫性的情绪体验状态,相当于我们通常说的"心情"和"面相",它是情绪的一种表现形式,持续地显露于表,易于被人觉察。

情绪是比较短暂的,往往是与现实问题相联系的体验,表现多具有情境性,呈现方式更加丰富多彩,如上述"七情"表现常常随问题的解决迅速消逝。情绪一般与满足生理需要相联系,人类与动物都有。情感是与人的社会需要相联系的体验,内蕴较深,不易被察觉,具有深刻性和稳定性,为人类所独有,如热爱、憎恨、幸福、美感等,还有我们形容的那种"撕心裂肺""魂牵梦萦"的体验。情感往往需要通过情绪来表达。有时,人们将"心境""情绪"与"情感"三个概念予以混用,此时它们三者之间是相互包含的关系。

心境、情绪与情感等都有积极与消极之分,即所谓情绪和情感的"极性",如欢乐—悲哀、爱—恨、紧张—轻松、强—弱、肯定—否定等。一般来讲,能满足需要的、肯定的情绪和情感都是积极的,能提高人的活力;不能满足需要的、否定的情绪和情感都是消极的,会降低人的活力。因此,对情绪与情感极性的关注和调控显得非常重要。

思考:按照上述划分,试评估一下你的心境、情绪与情感及其极性的特点。

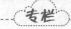

情绪的三种状态——心境、激情与应激

按照情绪发生的速度、强度和持续时间的长短,另一种划分方法是把情绪分为心境、激情和应激三种状态。

(1)心境:心境是一种微弱、持久且具有弥漫性的情绪体验状态,它与遗传有一定的关系。心境对人的生活、工作和健康有重要影响,积极乐观的心境会提高信心,提升活动效率,有利于交往,也有益于健康;消极悲观的心境会使人消沉,降低活动效率,有损健康。

(2)激情:激情是一种强烈的、爆发式的、持续时间较短的情绪状态,这种情绪状态具有明显的生理反应和外部行为表现。它往往由重大的、突如其来的事件或激烈的意向冲突引起。激情既有积极的,也有消极的。

(3)应激:应激也称为压力,是在出现意外事件和遇到危险情景的情况下出现的高度紧张的情绪状态及生理反应。如突然遭遇火灾、地震、歹徒袭击等重大创伤事件。个体对应激事件产生的反应叫应激反应,包括生理反应和心理反应、积极反应和消极反应。

(参见情绪篇第55问)

43. 人为何难以控制情绪?

——情绪调控中枢的"情绪脑"在哪?

你肯定经历过或遇见过这种情况:某人因愤怒而控制不了情绪,做出非理智行为并因此后悔不已。这说明人的情绪控制并非是轻而易举的事,这是什么原因呢?

情绪的生理机制非常复杂。人的情绪是大脑皮层(人类最高级的心理功能指挥机构)与皮层下结构协同活动的结果,以皮层下的丘脑和边缘系统最为重要。近几十年来,大脑皮层下的边缘系统与情绪的关系深受学者们的关注,有人将边缘系统称为"情绪脑",大脑皮层则被称为"理性脑",也就是说"情绪脑"处于皮层下部,这说明人类情绪皮层中的最高级中枢还没有定型,大脑皮层的情绪控制中枢可能仍在进化之中。情绪脑、理性脑与本能脑的位置如图3.1所示。

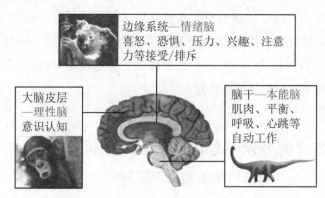

图3.1　情绪脑、理性脑与本能脑的位置

尽管如此,人类大脑皮层对皮层下情绪的调节作用还是很明显的:

大脑皮层可以抑制皮层下情绪脑的兴奋性,从而达到控制情绪的作用。其中,额叶皮层是调控情绪最重要的部位。因此,我们要用好自己的大脑皮层功能(如认知功能),利用"理性脑"的智慧和修养,通过给自己的情绪设置冷静期、改变认识等多种方法,以控制和调节情绪。

 ## 44. "问君能有几多愁,恰似一江春水向东流"

——不良情绪是如何产生的?

消极情绪是如何产生的?心理学目前有三种解释:① 情绪是对生理变化的知觉。简单地说,就是因为哭,所以悲伤;因为动手打,所以生气;因为发抖,所以害怕。② 情绪是大脑皮层对丘脑的抑制解除后,丘脑功能亢进的结果,并向上反馈至大脑皮层使人产生情绪体验,向下激活交感神经系统,引起一系列生理变化。③ 情绪是受环境、生理状态和认知过程三因素制约的,其中认知因素是决定情绪反应的关键因素。这便是目前在心理咨询中运用得非常广泛的理论,比如艾理斯的ABC理论,就是强调了认知在情绪产生中的重要作用,并借助于认知改变来矫治人们的不良情绪。

认知因素决定情绪的反应在日常生活中屡见不鲜。例如,有一天你在街上见到一个朋友,你向他打招呼,他却没有回应你——如果你认为他故意不理你,就会很生气;如果你认为他是没听见,就不会那么生气。这就是认知对情绪的作用。

 ## 45. "而今识尽愁滋味,欲说还休"

——异常情绪的表现有哪些?

人类情绪的表现非常复杂,以消极情绪为例,有悲伤、痛苦、愤怒、冲动、厌恶、抑郁、焦虑、恐惧、纠缠、失落、郁闷、纠结、无助、失望、怅惘、耗竭、苦闷等。从病理心理学的角度来看,最常见、也是最重要的异常情绪是焦虑、抑郁、恐惧和强迫四种。

(1)焦虑:紧张多虑、心烦意乱、坐立不安、担心着急、"压力山大",甚至惶惶不可终日、惊恐发作。

(2)抑郁:情绪低落、忧郁悲伤、消极失望、活力降低、意志减退,甚至有自杀的意念与行为。

(3)恐惧:对具体的事物或情境过分惧怕,痛苦、回避、退缩,表现为社交恐惧,场所恐惧,对动物、高处和黑暗的恐惧等。

(4)强迫:是反复纠缠、没有必要、痛苦又控制不了的行为或思维。

上述异常情绪常常互有相伴,并有相应的生理表现。如果严重到一定的程度,达到诊断标准,就被称为焦虑症、抑郁症、恐惧症和强迫症。其他情绪,如痛苦、伤感、愤怒、冲动等,在生活中更为常见,特异性较低。

46. 正常情绪与异常情绪的关系
——判断情绪是否正常的标准是什么?

现实生活经验告诉我们,几乎所有形式的情绪现象,我们都不同程度地经历过,正常情绪与异常情绪往往只是量的区别。例如,孩子的学习焦虑反映的是学习压力,一个小孩如果没有学习(考试)焦虑或压力,他就没有学习动力,但是压力太大就容易形成考试焦虑(恐惧)症。

在一般情况下,我们判断各种情绪是否异常有以下五个标准:① 前因相称。即这种情绪有明确的诱因源,而且与其反应一致。② 方式平常。即情绪表达的形式是正常的。③ 强度不大。即情绪表现的强度是有限的,不会过于严重。④ 时间较短。即情绪反应的时间会随着问题的解决,以及时间的流逝而平静下来。⑤ 后果较小。即情绪异常不会导致对自己或他人的不良结果。总之,异常情绪的出现与相应的诱发原因相称,前因与后果应该符合常理。

其实,世界上没有人能够在心理上完美无缺、没有痛苦且持续一生;

正常心理与异常心理总是同时存在,相互交织和动态变化的;人们通常是与"异常"相伴去追寻梦想和享受生活的。任何情绪,适中则正常,走极端则可能是病态。人的情绪健康如同身体健康一样,需要终身维护。

 ## 47.“花开易见落难寻,花落人亡两不知”

——林黛玉是什么性格?

看过小说《红楼梦》的人都知道,曹雪芹笔下的林黛玉,自幼体弱多病,多愁善感,心境忧郁。按照现代心理学理论分析,林黛玉的性格属于抑郁型个性,气质类型属于抑郁质。

林黛玉从小就被父母视为掌上明珠,又聪明秀丽,颇具才华,因而形成了日后"孤芳自赏"的性格;她虽有倾国倾城相貌,兼有旷世诗才,但天生体质纤弱,加上自幼丧母,导致性格内向,抑郁性格在其个性特征中占据了主导地位。她常说:"人聚时喜欢,到散时岂不清冷?既清冷则生感伤,所以不如不聚的好。比如那花儿开的时候人人爱,到谢的时候便增加许多忧愁,所以倒是不开的好。"林黛玉也是个多心、刻薄的人。她怕被人非议,十分注意别人是否说她。一次听见外面有人骂:"你这不成人的小蹄子!你是个什么东西! 来这园子里头混搅!"黛玉听到"竟像骂着自己",气得昏过去了。一次,周瑞家的给林黛玉送花,林黛玉便问道:"还是单送我一个人的,还是别的姑娘们都有呢?"当听到"都有,这两枝是姑娘的"时,她便冷笑道:"我就知道么!别人不挑剩下的也不给我呀。"

概括起来,抑郁性格的特点有:① 好安静,有节制,不善玩笑,也不喜欢露面。② 忧郁、悲观,容易想到事物不利的一面。③ 敏感、多愁善感。④ 缺乏自信和活力,不愿意主动承担任务。⑤ 好生气,易对人对事耿耿于怀。⑥ 讲认真,做事尽心尽责,比较自律。⑦ 喜欢沉思,也容易担心。符合这7项中的5项,可做出抑郁性格的判断。

(参见人格(个性)篇第128问)

48. "物是人非事事休,欲语泪先流"

——什么是抑郁症?

一位女青年在形容自己的内心痛苦时写道:"我人在天涯,心在深渊,伤痛何时能愈合? 心无精力,身无动力,谁能带我从苦海逃离?"她所患的便是我们通常所说的抑郁症。主要症状是:心境抑郁,对所有活动均不感兴趣或不觉得愉快,对生活消极、无助、失望,并有可能存在失眠、易激惹或动作迟缓等症状,还有疲乏无力、思维迟钝,无价值感,经常想死,甚至有自杀意念与行为等症状。抑郁症的自杀率比一般人群高20倍,在所有自杀中占比1/2~2/3,自杀是抑郁症最危险的症状。过去,人们用思维迟缓、情绪(感)低落、言语动作(意志)减少的"三低症状"来形容抑郁症的表现。如果抑郁症与躁狂症交替发作或混合发作,则称其为"双相障碍"。

抑郁是人类常见的心理现象,人们在日常生活中更多的表现是抑郁心情、抑郁反应或抑郁状态。抑郁症是达到疾病严重程度的状态,也是所有心理疾病中患病率最高的疾病,早期发现和早期治疗非常重要。

抑郁症的诊断标准

抑郁发作以心境低落为主,与其处境不相称,可以从闷闷不乐到悲痛欲绝,甚至发生木僵。严重者可出现幻觉、妄想等精神病性症状。某些病例的焦虑与运动性激越很显著。

【症状标准】以心境低落为主,并至少有下列4项症状:

(1)兴趣丧失、无愉快感;

(2)精力减退或有疲乏感;

(3)精神运动性迟滞或激越;

(4)自我评价过低、自责,或有内疚感;

(5)联想困难或自觉思考能力下降;

(6)反复出现想死的念头或有自杀、自伤行为;

(7) 睡眠障碍,如失眠、早醒,或睡眠过多;

(8) 食欲降低或体重明显减轻;

(9) 性欲减退。

【严重标准】社会功能受损,给本人造成痛苦或不良后果。

【病程标准】

(1) 符合症状标准和严重标准至少已持续2周。

(2) 可存在某些分裂性症状,但不符合分裂症的诊断。若同时符合分裂症的症状标准,在分裂症状缓解后,满足抑郁发作标准至少2周。

【排除标准】排除器质性精神障碍或精神活性物质和非成瘾物质所致抑郁。

说明:本抑郁发作标准仅适用于单次发作的诊断。

注:如果有上述症状,但社会功能无损害或仅轻度损害,则称为轻性抑郁症(轻抑郁)。

49. "一生惆怅情多少,月不常圆,春色易为老"
——什么是恶劣心境?

情绪障碍中一种较轻的形式叫"心境恶劣障碍",是指一种以持久的心境低落状态为主的轻度抑郁,而在此过程中从不出现躁狂。患者在大多数时间里会感到心情沉重、沮丧,看待周围事物犹如戴了一副黑墨镜一样,周围一片黯淡,看起春色来也是惆怅的情怀,真是"一生惆怅情多少,月不常圆,春色易为老";对工作也无兴趣,无热情,缺乏信心。有此障碍的人,可出现如下一些问题中的一种或几种:轻度焦虑,饮食问题(食欲不振或过量),睡眠问题(失眠或睡得太多),常感到疲劳,注意力不集中,难做判断,自我估价过低,感到前途无望。他们常常不主动就医。

抑郁症的几种特殊类型

1. 隐匿性抑郁症:是一组不典型的抑郁症候群,其抑郁情绪不十分明显,突出表现为持续出现的多种躯体不适感和自主神经系统功能紊乱症状,如头痛、头晕、心悸、胸闷、气短、四肢麻木及全身乏力等。患者因情绪症状不突出,多在综合医院就诊,用抗抑郁药物治疗有效。

2. 更年期抑郁症:是指首次发病于更年期的抑郁症,女性多见,常有某些诱因,多有消化、心血管和自主神经系统症状。早期可有类似神经衰弱的表现,如头昏、头痛、乏力、失眠等,而后出现各种躯体不适。典型者有明显抑郁,常悲观地回忆往事、对比现在和忧虑未来,总觉得自己"只会吃饭,不会做事,生不如死"。焦虑、紧张和猜疑是本病的重要特点。宜用抗焦虑或抗抑郁药物治疗和心理治疗,可配合性激素治疗。

3. 老年抑郁症:是指首次发病年龄在60岁以后的抑郁症,病程持续至少2周,并由此导致患者在心理、生理和生活等方面功能减退。老年抑郁症合并躯体疾病比重大,躯体不适主诉多,易误认为是正常衰老、智力衰退或躯体疾病。对老年抑郁症要强调早期识别和早期治疗,特别是强调心理治疗与药物治疗的结合。

4. 季节性抑郁症:这是一类与季节变化关系密切的特殊类型,多见于女性。一般在秋末冬初发病,常没有明显的心理社会应激因素。表现抑郁,常伴有疲乏无力和头疼,喜食碳水化合物,体重增加,在春夏季自然缓解。本病连续两年以上秋冬季反复发作方可诊断,强光照射治疗有效。

5. 产后抑郁症:是指产妇在产后6周内,首次以悲伤、抑郁、沮丧、哭泣、易激怒、烦躁,重者出现幻觉、自杀甚至杀人等一系列症状为特征的抑郁障碍。发病率国内报道为17.9%,国外最低为6%,最高达54.5%。本症的诱因可能是多方面的,如分娩(或手术产后)的痛苦、产后小便潴留、心理创伤、出院推迟等,产妇因为无乳汁或者乳汁分泌少,不时要喂奶影响睡眠,丈夫对其关心和体贴不够,或家庭负担过重等发病。最主要的是心理治疗,也可使用小剂量抗抑郁药。

6. 经前综合征:又称经前紧张症,是指女性在月经周期的前期(经前7~14天)表现出的一系列生理和情感方面的不适症状。主要有烦躁易怒、失眠、紧张、压抑以及头痛、乳房胀痛、颜面水肿等,严重者可影响女性的正常生理功能。月经来潮后缓解,具有再发性和周期性。

7. 环性心境障碍:是指反复出现心境高涨或低落,但不符合躁狂症或抑郁症的症状标准,社会功能受损程度较轻,至少持续两年。其中,可有数月的心境正常间歇期。

50. "春风得意马蹄疾，一日看尽长安花"
——什么是躁狂症？

躁狂症的主要表现是与其所处境遇不相称的心境高涨，如莫名其妙的兴高采烈、言语增多、大话连篇、华而不实、行为夸张、容易激惹且转换迅速等，也可以伴有某些精神病性症状。它的表现与抑郁症恰恰相反，表现为情绪高涨、思维奔逸、意志增强或活动明显增多的"三高"症状。

(1)情绪高涨：表现为异常的轻松愉快，觉得周围的世界很美好，天空格外蓝，鲜花格外鲜艳，生活也无比美好，绚丽多彩。自我感觉良好，自认为能力强，才能突出，非常自信，感觉无比幸福。终日兴高采烈，洋洋得意过了头。

(2)思维奔逸：表现为大脑反应特别敏捷，头脑中不断出现各种概念，内容丰富，讲话滔滔不绝，高谈阔论，自觉非常聪明。但由于话题很不深入，思维肤浅。

(3)意志增强或活动明显增多：表现为精力旺盛，终日忙忙碌碌，但做事情虎头蛇尾、有始无终；喜欢管闲事，爱打抱不平；喜爱交际，对人热情，表现开朗，爱说俏皮话，常逗得周围人哈哈大笑；花钱常大手大脚；对自己的衣着打扮比较在意，喜爱和异性接近，有时候举止轻浮，有时行为鲁莽，不计后果。

躁狂症的诊断标准

躁狂症的临床表现是以与其处境不相称的情绪高涨为主，可以从高兴愉快到欣喜若狂，某些病例仅以易激惹为主。严重者可出现幻觉、妄想等精神病性症状。

【症状标准】以情绪高涨或易激惹为主，并至少有下列3项(若仅为易激惹，至少需4项)症状：

(1)注意力不集中或随境转移；

(2) 语量增多；

(3) 思维奔逸(语速增快、言语迫促等)、联想加快或意念飘忽；

(4) 自我评价过高或夸大；

(5) 精力充沛、不感疲乏、活动增多、难以安静，或不断改变计划和活动；

(6) 有鲁莽行为(如挥霍、不负责任或不计后果的行为等)；

(7) 睡眠需要减少；

(8) 性欲亢进。

【严重标准】严重损害社会功能或给别人造成危险或不良后果。

【病程标准】

(1) 符合症状标准和严重标准至少已持续一周；

(2) 可存在某些分裂性症状，但不符合分裂症的诊断标准。若同时符合分裂症的症状标准，在分裂症状缓解后，满足躁狂发作标准至少一周。

【排除标准】排除器质性精神障碍或精神活性物质和非成瘾物质所致躁狂。

注：如果有上述现象，但其社会功能无损害或仅轻度损害，则称为轻躁狂。

 ## 51. 美国总统罗斯福性格的秘密
——什么是轻躁狂性格？

富兰克林·罗斯福是美国历史上唯一连任4届的总统，从1933年到1945年，任期长达12年；在二战后，由于他的提倡，才有了联合国。罗斯福是一位事必躬亲的人，他总有不枯竭的旺盛精力，不断地想出新点子，执行新计划。在一部分析美国历届总统性格的书中，描写的罗斯福生平喜欢铤而走险、孤注一掷，年轻时曾因一时冲动就投巨额资金涉足温泉产业。精力旺盛是他的轻躁狂素质的"副产品"，而冲动、多动则是这位总统轻躁狂性格的典型表现。

也许，性格中有点儿这样的"疯狂因子"，更容易给他们带来现代人所希冀的成功。他们即便一无所有依然能感觉到幸福、精力充沛和积极乐观。轻躁状态下的人们不但情绪高昂，而且思维敏捷、精力充沛、富有自信和热情开朗，在高效率工作的同时睡眠需要却减少……

很多优秀的作家、作曲家和画家,如海明威、伍尔夫、舒曼及梵高等也都是在轻躁期创作了最多、最优秀的作品。或许,与常人不同,部分成功人士长期处于一种轻度的躁狂状态。当然,重躁狂状态却会导致一事无成。研究发现,有轻躁素质的人比一般人更容易发展成为躁狂抑郁症。

52. 杞人何以忧天?
——焦虑情绪与焦虑症的区别

传说在大约3000年前,有个小国叫杞国。杞国有个人,总是喜欢无端担忧,整日地忧惧。他时不时地望着广阔的天空,想象着天塌下来的情景,越想越害怕,心里不停地嘀咕:"天啊,你这么大,又这么高,一旦塌陷下来,可怎么办呢? 到那时候,我躲到哪里去才安全呢?"因此,他日夜忧愁,寝食难安,不知如何是好。别人见他如此忧虑苦恼,便去劝慰他,可他还是不放心:"即使天不塌下来,那天上的日月星辰不会掉下来吗? 地难道不会陷落吗? 地要真往下陷落,那可怎么办呢? 我们不是都要灭亡吗?"他每天陷入忧虑之中无法自拔,谁来规劝也不管用,最后得了严重的疾病,躺在床上奄奄一息。按照现在的标准,这位杞国人患的是焦虑症,同时表现有不能控制、反复出现的强迫思维。古今中外,此症的患病率都比较高。

其实,焦虑是人们普遍存在的心理现象,焦虑的主要表现是着急、紧张、担心、压力等感受。正常人的焦虑大多数是对某种即将发生或可能发生的事情的心理压力反应。适度的焦虑(压力)还会有利于调动人的积极性和提高工作效率,但焦虑过度就会起反作用。例如,一些学习成绩很好的学生,到了考试前,由于过分紧张,学习效率反而降低或考试时发挥失常。

焦虑症的两种临床表现

焦虑症是一种以焦虑情绪为主的神经症,分为慢性焦虑(广泛性焦虑)和急性焦虑(惊恐障碍)两种。

1. 慢性焦虑(广泛性焦虑):表现为持续的、缺乏明确对象和具体内容的提心吊胆以及紧张不安,并伴有显著的自主神经症状、肌肉紧张、运动性不安。病人因难以忍受又无法解脱而感到痛苦。

2. 急性焦虑(惊恐障碍):是以反复短时惊恐发作为主要症状,发作并没有特定的情境,因此不可预测。主要表现为强烈的恐惧、焦虑及明显的自主神经症状,并常有人格解体、现实解体、濒死恐惧或失控感等痛苦体验;发作突然开始,迅速达到高峰。发作时意识清晰,事后能回忆。在发作间歇期,除害怕再发作外,无明显症状。

53. "不敢高声语,恐惊天上人"

——什么是恐惧症?

恐惧症又称恐怖性神经症,是以恐怖症状为主要表现的一种神经症类型,其特征为:

(1)场所恐惧症:恐惧对象为某些特定的场所或环境,如商店、剧院、车站、机场、广场、闭室、拥挤场所和黑暗场所等。

(2)社交恐惧症:害怕可能使人发窘的社交或表演。

(3)特殊恐惧症:持久地害怕某种事物或情境。

患者对上述场合或事物发生强烈恐惧,明知过分、不合理、不必要,但想控制自己又无法控制,伴有明显的焦虑不安及自主神经功能紊乱症状,并且肯定有回避行为。

专栏

社交恐惧症自测量表

一般可用以下的专业测试表进行测试以知晓自己有没有相关问题:(每个问题有4个答案可以选择,它们分别代表:1.从不或很少如此;2.有时如此;3.经常如此;4.总是如此。)

1.我怕在重要人物面前讲话。 答:(1 2 3 4)

2.在人面前脸红我很难受。 答:(1 2 3 4)

3.聚会及一些社交活动让我害怕。 答:(1 2 3 4)

4.我常回避和我不认识的人进行交谈。 答:(1 2 3 4)

5.让别人议论是我不愿意的事情。 答:(1 2 3 4)

6.我回避任何以我为中心的事情。 答:(1 2 3 4)

7.我害怕当众讲话。 答:(1 2 3 4)

8.我不能在别人注目下做事。 答:(1 2 3 4)

9.看见陌生人我就不由自主地发抖、心慌。 答:(1 2 3 4)

10.我梦见和别人交谈时出丑的窘样。 答:(1 2 3 4)

记分方法:根据你的情况在上面圈出相应的答案,此数字也是你每题所得的分数。将分数累加,便是你的最后得分了。分数的意义:

1~9分:放心好了,你没有社交障碍。

10~24分:你已经有了轻度症状,需要加强自我调适。

25~35分:你已经处在中度社交恐惧症之中,要考虑寻求心理师的帮助了。

36~40分:你很有可能是严重的社交恐惧症患者了,要尽快获得心理师的咨询治疗了。

 ## 54. 自己和自己的战争

——什么是强迫症?

强迫症是指一种以强迫症状为主的神经症。其特点是有意识的自我强迫和反强迫并存,二者强烈冲突使病人感到焦虑和痛苦;患者体验到观念或冲动系来源于自我,但违反自己的意愿,虽极力抵抗,却无法控制；患者也意识到强迫症状的异常性，但无法摆脱。病程迁延者可以因仪式动作而缓解痛苦，但社会功能严重受损。主要表现为强迫思维和强迫行为。

（1）强迫思维：是指反复出现在脑海里的某些想法、冲动、情绪等，患者能认识到这些是没有现实意义的、不必要的，很想摆脱，但又摆脱不了，因而十分苦恼。包括：① 强迫表象：反复出现过去感觉到的体验，如看到的恐怖场景、讨厌的人脸等。② 强迫怀疑：对自己的言行产生怀疑，以至反复核实，明知毫无必要，但又控制不住。例如，出门时反复检查门窗是否关好；怀疑刚刚说过的话是否伤害到别人，反复思考是不是说错了……③ 强迫性穷思竭虑：例如，反复思考"为什么 $1+1=2$，而不是等于3?""为什么茶杯叫作茶杯，而不叫别的名字?"等问题，以至于食不知味、卧不安眠。④ 强迫意向：例如，站在阳台上，有一种想跳楼的冲动，但难以控制这种冲动；抱着自己心爱的孩子走到桥上，出现想把孩子往桥下扔的想法；看到刀子，出现想捅人的冲动等。

此外，还有强迫联想、强迫回忆、强迫性对立思维、强迫情绪等。

（2）强迫行为：是指重复行为，如反复洗手、检查、排序、核对、祈祷、计数、反复默诵字词等，常继发于强迫怀疑。

正常人也或多或少地出现强迫症状，其特点是时间短暂、时有时无；表现轻，不影响正常生活和工作；没有必要主动去克制；不觉得是痛苦。

55. 范进中举后为什么疯了？

——急性应激（压力）障碍

清代吴敬梓创作的长篇小说《儒林外史》中有个范进中举的故事。范进原先是一个穷书生，遭到了街坊四邻以及自己老丈人胡屠户的讥笑嘲讽。他为了考取功名不惜让自己的妻子和母亲饿着肚子。在仕途中受尽奚落和苦难的范进，听到考取举人消息，狂喜之下，竟然行为混乱，语无伦次，手舞足蹈，疯疯癫癫，精神错乱，疯了起来……

急性应激障碍是一种由重大应激事件引起的压力反应,在受到应激后的数分钟或数小时内发病,呈现短暂但爆发力较强的情绪状态,如茫然、惊恐、行为混乱、表情木僵等,同时伴随明显的异常生理变化和行为表现。症状出现的时间与压力事件密切相关,少数人可发生较严重的行为错乱、自伤或伤人行为。范进的表现也是由长期压抑又意外成功激情所致的急性应激障碍。

对此情况的处理是及时、就近、简洁和紧扣压力源的干预,如脱离应激创伤情境,避免进一步的刺激,给予保护与心理支持,逐步鼓励他们正确面对等。必要时使用小剂量的药物辅助治疗。此症如果在一个月内不能缓解,有可能转变为创伤后应激(压力)障碍。

(参见情绪篇第56问)

 56. 旧伤未愈心已残,回眸泪断天涯路

—— 什么是创伤后应激障碍?

你看过《美国狙击手》和《比利·林恩的中场战事》吗?这两部战争片都是描写军人内心挣扎的故事。《美国狙击手》由美国海豹突击部队军人克里斯托弗·斯科特凯尔的小说改编而来,他在战场上担任狙击手,用精准的枪法拯救了不少战友的性命,甚至被称为"传奇"。但他回到美国后,却因时常回想起战争的经历而无法正常生活。《比利·林恩的中场战事》由《半场无战事》改编而来,这是一部讽刺伊拉克战争的小说,比利·林恩因战场上的英勇事迹回国受到表彰,但是他的内心世界总是百感交集。

这两部电影的共同点是,除了与战争有关外,两位主角都患有创伤后应激障碍,即当人们经历过战争、灾难等重大创伤事件,留下了以创伤记忆为主要症状的心理疾患。"虽然你的身体回到了美国,但你的灵魂和内心仍留在了那里——那个残酷无比的战场。"

许多人在一生中会经历大大小小的心理创伤,它们或多或少地形成了记忆,一些记忆沉淀于潜意识里,且在不同程度地影响着人们的心理与行为。其中某些重大的创伤事件经历有可能使我们难以逃脱,会在一定条件下出现诸如创伤回忆、闪回、噩梦、触景生情和负性情绪等症状,即创伤后应激(压力)障碍,有一部分由急性应激障碍转化而来。创伤后应激障碍以较长期的心理治疗效果较好。

(参见压力篇第203问)

57. 为什么测谎仪能够测谎?
——情绪对生理功能的影响

研究发现,人处于某种情绪波动状态可以引起呼吸系统、循环系统、消化系统和分泌腺体(如泪腺)与内分泌腺体(如肾上腺、胰腺、甲状腺)等方面的一系列变化,还可引起肌肉组织和代谢方面的改变。

以呼吸系统为例,人在惊恐状态下,呼吸快而急促;在狂喜与悲痛时,呼吸可出现痉挛现象。有人在研究中还记录了不同情绪状态下的呼吸次数,即高兴时每分钟呼吸17次,积极思考问题时每分钟呼吸20次,愤怒时每分钟呼吸40次,恐惧时每分钟呼吸可达64次,消极悲伤时每分钟呼吸9次。在某些情绪状态下,心血管系统的变化是最明显的,诸如心跳加快、血压升高、血管舒张或收缩、血糖浓度增加等。人在惊恐之中皮肤电的变化也很明显。

由于情绪状态有上述生理变化,因而研究者利用多导生理仪来记录人的呼吸、心跳、血压和皮肤电等反应,这就是测谎仪的原理。测谎仪通过人生理反应的不同结果,来推测人是否处于说谎的心理状态。

更重要的是,情绪对人的生理功能的影响,提示情绪对人类躯体健康的巨大作用。研究表明,超过70%的躯体疾病与消极情绪有关,尤其是高血压、冠心病、糖尿病、脑卒中、癌症等慢性疾病。所以,调节或控制好情绪,对个体身体健康有重要意义。

58. 拿破仑为什么不能称霸世界？

——胸怀宽广，方能成就大事

两个世纪前的某一天，美国发明家富尔顿来到了金碧辉煌的凡尔赛宫去见拿破仑，他刚发明了蒸汽机铁甲战船，建议拿破仑用其取代法国的木制舰船。毫无疑问，蒸汽机铁甲战船比木制战船的威力要大很多。正当拿破仑要被富尔顿说动，准备采纳这个建议时，突然拿破仑脸色陡变、愤怒无比、情绪失控。莫名其妙的富尔顿也许永远不会知道，原因就在于他毫不在意地顺口恭维了拿破仑一句："伟大的陛下，你将成为世界上真正最高大的人！"此话当中，富尔顿一不留神把法语的"高贵""崇高"一词误说成了"高大"，而恰恰富尔顿自己身材高大，正好击中了拿破仑因个子很矮导致的自卑心理和心胸狭窄的个性。他对高个子的富尔顿咆哮道："滚吧！先生！我不认为你是个骗子，但认为你是个十足的蠢货！"之后，富尔顿的发明专利被英国购买，英国确立了世界海上霸主的地位。后来，爱因斯坦说过，如果1803年拿破仑接受了富尔顿的建议，世界格局将会改变。拿破仑的心胸狭窄，使他失去了一个时代。

此类现象说明一个人心胸狭窄、小肚鸡肠的个性对事业及人生的重要影响。这种个性不仅伤人，也伤害自己。嫉妒心理过强、认知思维狭隘、睚眦必报、锱铢必较、斗筲之人，容易产生情绪波动，喜怒无常，因而导致无事生非、因小失大。

59. 如何调节你的负性情绪？

——心理平衡的10个妙招

根据美国心理卫生协会的心理平衡方法，总结若干技巧予以介绍，它们好懂好记，你不妨试试。

（1）欣赏自己：人的精力和能力有限，不可能把什么事情都做好，所以要把目标和要求定在自己的能力范围之内，且懂得自我欣赏。

（2）宽以待人：很多人把希望寄托在他人的身上，一旦对方达不到要求，便会大感失望。其实，每个人都有自己的选择，何必强求别人呢？即使对子女也要这样。

（3）善于制怒：当一个人愤怒时，可能会做出许多令自己后悔的事情，所以遇到气愤的事情时要及时制怒，例如推迟一天后再来处理……也许结果就会大不一样了。

（4）暂时回避：在受到挫折或打击时，暂且将烦恼放置一边，去做自己能做的事情，如运动、睡眠、娱乐等。等到心境平和后，再重新面对自己的难题。

（5）懂得屈服：成大事者处事无不从大处着眼，思维狭隘者只会去钻牛角尖，明智的有识之士懂得妥协与让步。

（6）合理倾诉：如果把所有的抑郁埋藏在心底，只会令自己郁郁寡欢；把内心的烦恼告诉知己好友，往往会感到舒畅并得到帮助。

（7）利他快乐：俗话说"授人玫瑰，手犹留香"，积极心理学也认为助人是快乐之源。帮助别人不仅使自己少有烦恼，而且可以体现自己的价值，还可以获得珍贵的友谊。

（8）放弃竞争：如果时时处处与人竞争胜负，必然迫使自己经常处于紧张状态，增加心理压力。其实，只要你不把别人看成对手，你会发现别人也不一定会与你为敌。

（9）表达善意：如果适当的时候表达自己的善意，多交朋友，少树对手，心理上的压力自然缓解，心境自然平和。

（10）学会娱乐：这是消除心理压力行之有效的好方法。尽量选择那些对自己、对他人、对社会都有益处的娱乐方式，最好是能强身健体的方式，但要远离赌博、熬夜、酗酒等不良的娱乐方式。

"一个小丑进城,胜过一打医生"

英国科学家法拉第年轻时体质较差,加上工作紧张,用脑过度,身体十分虚弱,多方求治也不见效。后来,一位名医给他进行了检查,给他开的药方是一句话:"一个小丑进城,胜过一打医生。"

法拉第细细品味这句话,悟出了其中的奥妙。从此,他经常抽空去看马戏和喜剧,以及各种精彩的表演,这些总是令他开怀大笑。他还到野外和海边度假,调剂生活。久而久之,法拉第的紧张情绪被驱散了,愉快的情绪得以保持,人也变得轻松愉快了,法拉第的身体逐渐地康复起来,工作效率也随之提高了。后来,法拉第取得了重大的科学成果。

 ## 60. 什么是"阿Q精神"?

——心理防御机制的作用

"阿Q精神"是人受委屈时平衡自己的一种自欺欺人(其实是自欺欺己)的方法,心理学将如此一类的方法统称为心理防御(机制)。它最早由弗洛伊德提出,是指个人在精神受干扰时用以避开痛苦、保持心理平衡的心理机制。心理防御常在无意识状态下被使用,表现形式有压抑、压制、否认、投射、转移、文饰、解除、自居、补偿作用等。其特征是:

(1)防御机制不是蓄意使用的,它们是无意识的或至少是部分无意识的。虽然我们时常会做一些有意识的努力,但真正的防御机制是无意识进行的。

(2)防御机制的目的是支持自尊或通过自我美化(价值提高)而保护自己免于遭受伤害。从它的作用和性质来看,可分为积极的防御机制和消极的防御机制两大类。

(3)防御机制似有自我欺骗的性质,即以掩饰或伪装人的真正动机,或否认对我们可能引起焦虑的冲动、动作或记忆的存在而起作用。

(4)防御机制本身不是病理的。相反,它们在维持正常心理健康中起着重要的作用。但是,正常防御功能改变的结果可引起心理病理状态。

(5)防御机制可以单一地表达,也可以重叠地表达。例如,某工人在车间受到组长批评,于是说:"我才不在乎呢!"随后在工作中有意无意地摔摔打打,制造废品以消心中之愤,就是合理化与迁怒的双重作用。

(6)防御机制本质上是自我受到超我、本我和外部世界三方面的胁迫,如果它难以承受其压力,则会产生焦虑反应。

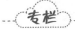

常见的心理防御机制

1.压抑:是防卫机制中最基本的方法,指个体将一些自我所不能接受或具有威胁性、痛苦的经验及冲动,在不知不觉中从个体的意识中排除抑制到潜意识里去作用。例如,我们常说:"我真希望没这回事。""我不再想它了。"

2.否定:是一种比较原始而简单的防卫机制,其方法是借着扭曲个体在创伤情境下的想法、情感及感觉来逃避心理上的痛苦,或将不愉快的事件"否定",当作它根本没有发生,来获取心理上暂时的安慰。譬如,小孩子闯了祸,用双手把眼睛蒙起来。又如"掩耳盗铃"等。

3.退行:是指个体在遭遇到挫折时,表现出其年龄所不应有的幼稚行为反应,是一种反成熟的倒退现象。例如,已养成良好生活习惯的儿童,因母亲生了弟弟妹妹或家中突遭变故,而表现出尿床、吸吮拇指、好哭、极端依赖等婴幼儿时期的行为。

4.反向:当个体的欲望和动机不为自己的意识或社会所接受时,将其压抑至潜意识,并以相反的行为表现出来。例如,一位继母不喜欢丈夫前妻所生的儿子,但恐遭人非议,于是以过分溺爱、放纵的方式来表示自己很爱他。

5.合理化:又称文饰作用,是个体无意识地用似乎合理的解释来为难以接受的情感、行为和动机辩护,以使其可以接受。其表现形式有"酸葡萄心理""甜柠檬心理"和"推诿"三种。

6.仪式与抵消:犯了错误深感不安,尤其是牵连他人时,因此用象征式的事情和行动来尝试抵消已经发生的不愉快事件,以减轻心理上的罪恶感。例如,因工作繁忙无暇陪孩子的父亲,提供孩子最好的物质来消除心中的愧疚感。

7. 隔离:将部分事实从意识境界中加以隔离,不让自己意识到,以免引起精神上的不愉快。如人死了,不说"死掉",而说"仙逝""归天"。又如把"上厕所"说成"上一号"。

8. 理想化:是当事人对某些人或某些事和物做了过高的评价,将事实的真相扭曲和美化以致脱离了现实。例如,将某相貌平平的女性说成美女。

9. 转移:是指原先对某些对象的情感、欲望或态度因某种原因无法向其对象直接表现,而把它转移到一个较安全、较为大家所接受的对象身上以减轻心理上的焦虑。例如,被上司责备的先生回家后因情绪不佳,就借题发挥骂太太,而做太太的莫名其妙挨了丈夫骂,就顺手给了吵闹的孩子一巴掌。

10. 投射:是指把自己的性格、态度、动机或欲望"投射"到别人身上。精神分析学派认为投射是个体自我对抗超我时,为减除内心罪恶感所使用的一种防卫方式。如庄子与惠施《临渊羡鱼》的故事。

11. 幻想:当人无法处理现实生活中的困难,或是无法忍受一些情绪的困扰时,将自己暂时离开现实,在幻想的世界中得到内心的平静和达到现实生活中无法经历的满足。这与常说的"白日梦"相似。幻想是一种想象作用,是幼儿必经的生活过程。幻想可以是一种使生活愉快的活动(很多文学、艺术创作都源自幻想),也可能有破坏性的力量(当幻想取代了实际的行动时)。

12. 补偿:即当个体因本身生理或心理上的缺陷致使目的不能达成时,改以其他方式来弥补这些缺陷,以减轻其焦虑,建立其自尊心。就作用而言,补偿可分为消极性的补偿与积极性的补偿。如我们常说的"失之东隅,收之桑榆"。

13. 认同:"认同"始于儿童至青少年期,成为主要发展任务。"认同"意指个体向比自己地位或成就高的人的认同,以消除个体在现实中无法获得成功或满足时而产生的焦虑。如"狐假虎威""东施效颦"。

14. 升华:将一些本能的行动如饥饿、性欲或攻击的内驱力转移到一些自己或社会所能接纳的范围时,就是"升华"。例如,有打人冲动的人,借锻炼拳击或摔跤等方式来满足;《少年维特的烦恼》作者歌德,失恋时创作了此书,就是将自己的"忧情"升华的产物。升华是一种很有建设性的心理防御。

61. 为什么说"冲动是魔鬼"？
——学会设置情绪缓和的"冷静期"

如果你去调查一下违法犯罪的嫌疑犯尤其是激情犯罪人，就会发现他们的很多危害行为都发生在情绪激动、失去了控制的时候，因此人们常说"都是情绪惹的祸"；同理，我们在日常生活中发生的各种应对行为，也深受当下情绪冲动的影响。

如何防止极端情绪现象的发生呢？这里给大家介绍一种有效的方法，那就是学会在情绪激动时给自己设置一个冷静期。具体做法是推迟情绪导致的行为反应，给大脑留下"三思而后行"的时间。譬如，暗示自己"等一等""拖一拖""缓一缓""退一步海阔天空""君子报仇十年不晚"等。这样就有了几天、几小时的冷静期，甚至暴怒时给自己几分钟的缓冲时间，你的愤怒情绪都会有不同程度的缓和，也给大脑的理性思维留下了重新决策的契机，你的行为及其结果就很有可能完全不一样了。

如果你能避开当下的愤怒，去牵挂一下亲人，如孩子、配偶、父母，或想一想你的朋友和自己的事业、健康等，就会在不知不觉中更加容易地度过情绪的冲动期。你还可以就近寻求心理师的帮助等。

62. 卖伞与染布的故事
——如何通过改变认知改善你的情绪？

有一个老太太，她很不快乐。为什么呢？因为她每天都处于忧虑和焦虑之中：她有两个儿子，一个儿子是卖伞的，一个儿子是染布的。如果天下雨了，她焦虑"天下雨了，我的大儿子的布怎么晾得干啊？他还能染布吗？"如果天晴了，她焦虑"天晴了，我的二儿子的伞怎么卖得出去呢？"因而，无论是下雨，还是出太阳，她都焦虑，已经焦虑出病来了。

一天,有一个智者遇见了她,对她说:"你换一种思维吧:天下雨我高兴,我二儿子的伞卖得出去了;天晴,我也高兴啊,因为我大儿子染的布晾得干啊。这样,无论是下雨,还是出太阳,你都高兴,岂不是下雨高兴,出太阳你也高兴了?"

生活中,发生什么并不重要,关键是看你怎么想,只要我们用好了大脑的认知功能,就能够做情绪的主人。你不妨比照此案试一试!

63. "塞翁失马,焉知非福"的故事
——如何看待走运与倒霉?

战国时期,靠近北方的边城,住着一个老人,名叫塞翁,他养了许多马。

一天,他的马群中忽然有一匹马走失了。邻居听说这件事,跑来安慰他,劝他不必太着急,年龄大了,多注意身体。塞翁笑了笑说:"丢了一匹马损失不大,没准会带来什么福气呢。"邻居听了塞翁的话,心里觉得很好笑,马丢了,明明是件坏事,他却认为也许是好事,显然是自我安慰而已。

过了几天,丢失的马回来了,还带回一匹匈奴的骏马。邻居听说了,对塞翁的预见非常佩服,向塞翁道贺说:"还是你有远见,马不仅没有丢,还带回一匹好马,真是福气呀!"

塞翁听了邻居的祝贺,反而一点高兴的样子都没有,忧虑地说:"白白得了一匹好马,不一定是什么福气,也许惹出什么麻烦来。"邻居以为他故作姿态纯属老年人的狡猾,心里明明高兴,有意不说出来。

塞翁有个独生子,非常喜欢骑马。他发现带回来的那匹马顾盼生姿,身长蹄大,嘶鸣嘹亮,彪悍神骏,一看就是匹好马。他每天都骑马出游,心中洋洋得意。

一天,他高兴得有些过头,打马飞奔,一个趔趄,从马背上跌下来,摔断了腿。邻居听说,过来慰问。塞翁说:"没什么,腿摔断了却保住性

命,或许是福气呢。"邻居觉得他又在胡言乱语,想不出摔断腿会带来什么福气。

不久,匈奴大举入侵,青年被强制入伍,塞翁的儿子因为摔断了腿,不能去当兵,保全了性命。

正如老子所述"祸兮福所倚,福兮祸所伏"。福与祸相互依存,互相转化,即坏事可以引发出好结果,好事也可以引发出坏结果。这个故事警示人们在顺境中要谦虚谨慎,戒骄戒躁;在逆境中要百折不挠,勤奋刻苦。

 # 64. "君子坦荡荡,小人常戚戚"
——什么是高级情感?

社会性需要是人类最主要的需要,它在情感中起主导作用。所谓高级情感,是指与人的社会性需要相联系的情感。它反映了客观事物与个人的社会性需要之间的关系。高级情感主要包括道德感、理智感和美感,它们与世界观、价值观和人生观密切相连。

道德感是依据一定的社会道德行为准则评价人和事而产生的态度体验。例如,当自己的言行符合社会道德行为标准时就会产生幸福感、自豪感和安慰感等肯定的道德感体验,反之,就会感到不安、自责和内疚。理智感主要表现在人的智力活动过程中,是认识、探求或维护真理的需要是否获得满足而产生的情感体验。例如,当人们获得成就时就会产生满足感、自豪感、幸福感。美感是根据一定的审美标准来评价某种事物时产生的态度体验,也可以说是客观事物是否符合个人美的需要而产生的情感。美感可分为自然美感、社会美感和艺术美感三种。凡看到符合自己美的需要的事物就会产生愉快的美感,反之,就会产生厌恶的丑感。

高级情感是人类特有的高级心理活动,其养成对于积极健康向上心理品质的形成以及预防甚至是疗愈心理创伤都有根本性的作用。高级情感作为人类最高级的心理功能(是大脑皮层"理性脑"的功能),其可塑性很大。高级情感的形成主要在后天,尤其是少儿期的环境教育及其主观能动作用的影响,而且高级心理活动在人的一生中都有优化、改变和转变的可能。

(刘新民 刘 畅)

心理健康释疑解惑300问

行为篇

XINGWEI PIAN

 导读

  1992年，WHO总干事中岛宏博士指出："许多人不是死于疾病，而是死于无知。不要死于愚昧，不要死于无知。"这句话如暮鼓晨钟，发人深省。当前的研究表明，心理状态、行为方式和生活习惯构成的生活方式，对人的健康关系极大，甚至成为影响健康长寿和生命质量最关键的因素。那么，如何认识、理解和控制行为呢？如何培养积极健康的行为呢？本篇将揭示有关问题的奥秘，以期对你有所裨益。

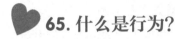

65. 什么是行为？

——行为的概念

人的行为是多学科研究的课题。生理学认为行为是人体器官对外界刺激所产生的反应,哲学认为行为是人们日常生活中所表现的一切活动,心理学对行为也有不同的定义。

行为一般是指人和动物心理活动的外在表现,是对周围环境事件的反应。行为主义心理学创始人华生认为,行为是个体活动中可以直接观察的部分,如语言、表情和动作等。这是狭义的行为概念。心理学家斯金纳等扩大了对行为的理解,认为行为是个体内在和外在的各种形式的运动,包括主观体验、意识等心理活动和内脏活动,形成广义行为的概念。后者又可以将内心活动称为内隐行为,将外在活动称为外显行为。格式塔心理学认为人的行为由人与环境的相互关系决定,行为是指受心理支配的外部活动。

人的行为受动机和目的支配,与认知、情绪和意志活动保持协调一致。另外,行为对人的健康的影响及对疾病的发生、发展和转归作用非常明显。

66. 为什么说行为决定健康？

——健康行为的意义

1992年,世界卫生组织发布了《维多利亚宣言》,提出了健康四大基石:合理膳食、适量运动、戒烟限酒、心理平衡。这成为当今健康行为的标准之一,每个人都应该积极遵守,努力实践。

钟南山院士曾说过,多项研究表明人的自然寿命能达到100岁以上,但因为种种原因,大多数人都活不到100岁以上,其实寿命长短,不取决于衰老和疾病,而是正确的生活方式!他援引世界卫生组织的报告称,人体健康和寿命有五大决定因素:父母遗传占15%,社会环境占

10％,自然环境占7％,医疗条件占8％,生活方式占60％。

不良的生活方式和有害健康的行为已经成为当今危害人们健康、导致疾病和死亡的重要原因。在我国,死亡原因排名前三的分别是脑血管疾病、心血管疾病和恶性肿瘤。研究表明,通过生活行为方式的调整,可以使心脏病和高血压的患病率降低55％,使脑卒中的患病率减少25％,使糖尿病的患病率减少50％,使肿瘤的患病率减少33％,使人的平均寿命延长10年以上,并能显著提升人们的生活质量。美国从中小学生入手,普及"两降"(降血压、降胆固醇)运动知识,到2004年冠心病病死率下降59％,脑卒中病死率下降64％。

因此,保持健康的行为,消除危险行为是维持健康和预防疾病的重要措施。

(参见行为篇第88问)

 ## 67. 意识决定行为

——行为是怎样被控制的?

我们经常会听到"意识决定行为""思维决定行为""态度决定行为"等,它表明人的行为的主要决定权在大脑皮质这一"上层建筑",大部分行为受到大脑意识层面的影响。

英国著名生物学家达尔文提出的"物竞天择,适者生存",强调了人的行为是由先天基因和后天环境共同决定的。这可以帮助我们认清自己和他人。比如,当我们立志从事某项事业时,要从先天和后天两个因素来检查和分析自己的条件。

心理学家认为,我们的动机系统决定了外显的行为,使得行为具有了目的性。动机系统包括兴趣、爱好、需要、诱因、期待、理想信念、态度、情绪等。因此,改变一个人的动机系统有助于培养良好的行为。

当然,如果一个人的行为不受控制,首先要考虑大脑功能的异常。如大脑产生了器质性病变,如脑炎、癫痫和脑外伤患者就可能出现行为紊乱;精神疾病患者受幻觉妄想的影响可能出现一些失控行为,抑郁症患者受情绪的影响可能出现自残和自杀等行为,焦虑症患者出现紧张、手抖、坐立不安等行为。

 ## 68. 什么是健康危险的行为?
——行为的分类

健康行为是指有助于个体在生理、心理和社会上保持良好状态、预防疾病的行为。健康危险的行为是指可导致疾病发生、发展和影响康复的行为,包括疾病行为、疾病角色适应行为、损害健康的习惯、不良生活方式等。

(1)不良生活方式与习惯:包括过度饮食,高脂、高糖、高钠和低纤维饮食,挑食,嗜好致癌性食物等。

(2)不良病感行为:包括疑病行为、恐惧、讳疾忌医、不及时就诊、不遵从医嘱、迷信、放弃治疗而自暴自弃等。

(3)日常损害健康的行为:包括吸烟、过度饮酒、吸食毒品、不安全性行为等。

(4)致病性行为模式:如A型行为、B型行为等。

 ## 69. A型、B型行为与健康的关系
——什么是行为模式?

行为模式是由临床医学家和行为医学家在探讨社会心理因素、行为方式在健康促进与疾病形成过程中的作用时总结得出的。

20世纪50年代中期,弗雷德曼和罗森曼首次提出了A型行为和B型行为模式的概念。A型行为的特征是:以最少的时间获得更多的成就,即时间匆忙症、泛化性敌意。他们一方面雄心勃勃,争强好胜,积极参与竞争;另一方面表现出暴躁易怒,缺乏耐心,对竞争对手充满敌意。

费雷德曼和罗森曼通过对3524名39~59岁男性进行了为期近10年的前瞻性研究,发现A型行为者冠心病的患病率是普通人群的2倍,继发性心肌梗死的患病率是非A型行为者的5倍。B型行为的特点是:没有远大的抱负,容易满足,随遇而安,与世无争,无时间紧张感,对人无敌意。有调查发现,长寿者中多为这种行为模式。

 70. 行为模式与疾病的关系

——如何调整?

研究者们陆续发现的行为模式及其特点等见表4.1。

表4.1　不同行为模式的比较

类型	特点	身体状况	调整方法
A	易急躁,争强好胜,有时间紧迫感,固执,容易激动,好挑衅,过分抱负	易患冠心病、心肌梗死	降低期望值,学会倾听,平和待人,注意劳逸结合,改变追求完美的心态,戒骄戒躁
B	安宁,松弛,随遇而安,顺从,沉默,声音低,节奏慢	较长寿	树立集体荣誉感,培养积极进取的事业心和责任心
C	压抑内蕴,怒而不发,抑郁焦虑,克制姑息,外表平静	易患癌症	多交友,多倾诉,开阔心胸,增加社会活动,培养适当的宣泄途径
D	敏感多疑,易兴奋又易疲劳,求全求美,墨守成规,拘谨呆板,心胸狭窄,事后易后悔,责任心强,追求完美	易患心脏病、肿瘤	多参加活动,多交友,培养兴趣爱好,学会正常倾诉
E	感情丰富,善于思索,少有攻击性,很少找别人的麻烦,情绪较为消极,自我评价低	易患神经症	培养信心,加强交流,增强主动性

71. "食、色，性也"

　　——你知道哪些是人的本能行为吗？

　　古人告子之言："食、色，性也。"反映的是大自然赋予人及一切生灵的最原始的本能。食与色是并列的，是一切生物生存与繁衍的自然需求。无论人类的行为多么高级、繁杂，在向最一般水平的追溯过程中都可以找到动物学起源的痕迹。人类的本能行为由人的生物性所决定，是与生俱来的、不需教导和训练的、在人类进化中留下的一些行为和能力。

　　将人的行为按照生物性和社会性分类，可以分为本能行为和社会行为。常见的本能行为包括摄食与觅食行为、性行为、睡眠行为、扶幼行为、攻击与自我防御行为、探究与追求刺激行为、社群行为、利他行为等。

　　（参见行为篇第72问）

72. 人与动物的区别在哪？

　　——人类的社会行为

　　人类是最高等的动物。一方面，人类保留着动物几乎所有的基本生理功能；另一方面，人类进化形成了更复杂、更高级的功能，这主要体现在智慧上和社会活动中。概括起来，人类的社会行为主要包括下列几个方面：

　　（1）社会认知：又称社会知觉，是指个人在与他人交往接触时，根据他人的外观行为，推测与判断他人的心态、动机、意向和个性的过程。

　　（2）人际吸引：是人与人之间产生心理上的好感，从而促进接近的过程。这是人际交往的第一步。人际吸引的种类有仪表吸引、相似吸引、接近吸引、奖励吸引、崇拜吸引等。

　　（3）社会影响：是指一个人的行为不能摆脱社会关系，随时会受到社会群体的影响。如人会受到父母、老师、同学、亲友、同事或陌生人的影响，会受到社会规范、习俗的制约等。

（4）人际行为：是指在社会活动中人与人之间相互作用而表现出来的合作行为。

人际行为的类型

主要有：

（1）一致与从众：一致是指生活在社会群体中的人们在很多方面倾向于相似。从众是指人们自觉或不自觉地以某种集团规范和多数人的意见为准则，做出社会判断、改变态度和行为的现象。

（2）攻击：又称侵犯，是指有意伤害他人的行为。可以分为亲社会行为（如警察与罪犯搏斗）、反社会行为（如暴力犯罪）、社会可接受行为（如无害性宣泄）。

（3）亲和与利他：亲和行为是指人们喜欢与别人在一起，并乐于帮助别人；利他行为是指在任何形式下不求报答去帮助他人。

（4）竞争与合作：竞争是互动的各方为获得一个物质或精神目标而充分挖掘自身潜力，并相互争夺的过程；合作是互动的各方联合起来，为相互利益而协调一致的活动，其结果不仅有利己，也有利他。

 ## 73. 怎样吃出健康来？
——健康饮食指南

吃，是人每天都必须面对的一个永恒话题，吃好一日三餐是实现健康长寿的大事，保持好体形有利于健康。这就是为什么世界卫生组织把匀称的体形作为21世纪健康人应具备的十大要素之一。

吃，能吃出疾病。虽然"吃"出健康本是人类古往今来的一贯追求，但是面对现代社会的各种诱惑，是过有节制的生活，还是纵欲人生，却令许多人感到难以选择。一部分人随心所欲，吃所欲吃，暴饮暴食，吃成了肥胖，吃出了疾病。据统计，人类80％以上的疾病与进食有关。

几乎一切非传染性疾病,如肥胖、高血压、高血脂、心脏病、糖尿病、癌症等,都可以从食物的营养学上找到原因。西方国家统计,50%以上女性的癌症和30%以上男性的癌症是营养因素造成的。以高脂、高蛋白饮食为主的人群,其胆石症的发病率几乎是以蔬菜和糖类食物为主的人群的5倍;摄入动物脂肪较多、盐过多,或常吃甜食、过度饱食等是冠心病和糖尿病形成的重要诱发因素。例如,与"吃"直接相关的肥胖症以每5年翻一番的速度增长。另外,厌食症和贪食症等进食障碍患病率上升到了0.5%~3%。

吃,也能吃出健康和长寿。日本成为世界寿命最长国就与吃有关。一是日本人日常饮食离不开米饭、日本酱油(由大豆制成)、新鲜时蔬,清淡、营养且平衡互补。二是与海产品有关,日本人均每年吃鱼70千克,是世界均值的5倍,海藻食用量为全球第一。

吃,还能吃出聪明。科学家惊奇地发现,饮食中适当地包含自然神经化学物质确实能增强大脑功能,促进注意力集中,化解压力情绪,使人精力充沛,反应敏捷。

世界卫生组织进行的一项研究发现,着手改善饮食永远不晚。因此,科学合理地设计自己的食谱,做到种类多样、数量适当、粗细粮搭配、主副食均衡,是保持健康和体形的基本法则。那些坚持健康饮食模式的人会更加长寿。

74."窈窕淑女,君子好逑"
——追求苗条与厌食症有关吗?

爱美之心,人皆有之。古语有云"楚王好细腰,宫中多饿死",讲的是楚灵王喜欢他的臣子有纤细的腰,所以朝中的大臣,唯恐自己腰肥体胖,失去宠信,因而不敢多吃。如今,虽无好细腰的楚王,但是有以瘦为美的时尚。

厌食症是由于怕胖而过分节食、拒食,从而造成体重下降、营养不

良甚至拒绝维持体重最低标准的一种进食行为异常。患者90%以上为女性,主要表现有以下五点:

(1)病态的恐惧肥胖与追求苗条:这是厌食症的核心症状,是患者特有的心态,而且异常顽固。

(2)无休无止的节食与"减肥":从减少热量摄入到完全避免食用含有高糖分、高蛋白和脂肪的食物,甚至完全拒绝糖类等。同时,通过跑步、骑自行车等各种形式的过度运动来减轻体重。

(3)永不满意的体重减轻和消瘦:体重降低是厌食症最明显的症状,是由于对肥胖的过度恐惧心理及对瘦的不懈追求所致,由于营养不良导致晕厥也是如此。

(4)闭经或第二性征发育延迟:闭经是诊断厌食症的重要依据,多出现在体重减轻以后。在青春期以前发病的,可有幼稚型子宫、乳房不发育、原发性闭经或者初潮推迟症状。

(5)扭曲的体像观念:这是厌食症的关键标准之一。此时,尽管患者已经瘦骨嶙峋,但仍会觉得自己很胖,或者认为身体的某些部位太胖,仍要减肥。这被称为"体象障碍"。

厌食症患者还伴有抑郁、焦虑症、强迫等情绪障碍及个性障碍,还可能有酒瘾、吸毒和自残等行为问题。

 专栏

厌食症的防治

厌食症的治疗,主要包括以下方面:

(1)消除引起厌食症的原因和影响因素,帮助患者顺利度过青春期和成年期早期,解决好就学、人际关系、情爱、自我形象等方面的问题。

(2)治疗重点放在消除患者对自己变胖和失去控制地进食的焦虑上,同时也要纠正患者过分关注"减肥"的行为。改变将苗条作为自身幸福、成功和自我价值的决定性因素的错误观念。

(3)开展对厌食症患者的家庭成员的治疗。厌食症的发生、发展和预后与家庭因素有着密切的关系。

(4)适当配合药物治疗可以促进疗效,但要在医生指导下使用。严重者则需要住院治疗。

预防厌食症的发生要从早年开始,首先要帮助人们树立正确的自我认识。其次,要帮助人们树立正确的审美观。再次,当人们遇到危机和困难时要注意引导和帮助。最后,对需要减肥者提供正确的方法,防止盲目从众和走极端。

75. 挡不住的美食诱惑
——何为贪食症?

戴安娜王妃曾是英国备受瞩目的王室成员,初始童话故事般的爱情与婚姻,最后却幻灭成泡沫,为世人嗟叹与惋惜。殊不知她与查尔斯王子结婚后直至不幸车祸去世前,一直饱受贪食症和抑郁症的折磨。贪食症的表现主要有下列四点:

(1)发作性的过度进食:每次发作时间一般持续1小时左右,最长可达8小时。发作频率每周一次到每周数十次不等。发作期间如出现恶心、腹痛、头痛,往往是发作停止的信号。

(2)对"肥胖"的过度恐惧:患者非常在乎自己的体重和体形,并直接影响患者的自信心。

(3)想方设法减轻体重:一是大多数患者都有自我催吐行为,甚至想吐就吐;二是严格选择饮食物;三是采用高强度体育运动等方法来减轻体重。

(4)存在多种心理与行为问题:如抑郁、焦虑、强迫、人格障碍、适应不良等。

对贪食症及贪食症的防治,下列建议非常重要:① 调整饮食习惯,控制进食行为,改变对饮食的态度。② 制订一个进食计划,如什么时候吃? 吃什么? 做到营养均衡。③ 避免高脂和高糖的食物。④ 做一些比较轻松或能延缓餐外进食的活动,避免餐间吃零食。⑤ 尽可能和朋友一起进食。⑥ 遇到挫折和失败时,不要用吃东西发泄情绪。⑦ 不要对自己过于苛刻,不以艺人的体形为目标,如果确属肥胖,应科学减肥。⑧ 勇于求助心理医生。

 ## 76. 肥胖症对健康有什么影响?
——控制体重的要领

2021年3月5日,拥有1300多万粉丝的吃播网红——年仅29岁、体重达160千克的"泡泡龙"去世的消息刷屏网络。专家分析,像"泡泡龙"这样长期吃播,暴饮暴食,过度肥胖,频繁熬夜,缺乏运动,大大增加了心脑血管方面的负担,容易发生心肌梗死和脑血管意外,导致猝死。

目前,全世界超重人口已有12亿之多,肥胖症患者已有3亿之多,而且以每5年翻一番的速度增加。最近美国约翰斯·霍普金斯大学布隆伯格公共卫生学院研究人员在《肥胖症》杂志上发表的研究报告称,到2030年,86%的美国人可能超重或肥胖,到2048年,所有美国成年人可能都体重超标或肥胖。《中国居民营养与慢性病状况报告(2020年)》显示,有超过50%的成年居民超重或肥胖,18岁及以上居民的超重率和肥胖率分别为34.3%和16.4%。6岁以下儿童和6~17岁青少年的超重率和肥胖率分别达到19%和10.4%。肥胖症患者更易患心血管病、糖尿病、癌症、胆石症等躯体疾病和心理障碍,他们面临的死亡风险比体重正常的健康人高50%~100%。全世界各国专家与世界卫生组织一致的结论是:肥胖是一种疾病,是一种独立的慢性疾病,是一种对人类健康威胁越来越严重的疾病。

控制体重的要点是饮食控制与运动,其基本原则有三点:① 持之以恒,坚持不懈。凡是减肥成功的人,他们的共同经验就是减肥持久而不间断。只要选择了合适的减肥方法,制订饮食控制和运动减肥计划,就要坚决执行。② 循序渐进,计划适度。如采用运动减肥,要掌握运动量的大小,尤其是重度肥胖、体质较差的人更要注意。③ 检查效果,修订计划。包括减肥前的基础检查和减肥后的效果检验。最好定期请医生协助进行全面复查,分析和判断减肥效果,调整或修改原来的减肥方法和计划。

 77. 如何监测肥胖?

——体重指数法与腰围法

肥胖的监测与常用的判断方法主要有两种:

(1)体重指数法。体重指数(BMI)与体脂含量有着密切的关系,计算的方法是:BMI=体重/身高^2(kg/m^2)(表4.2)。

表4.2 世界卫生组织根据BMI对体重的分类

分类	BMI(kg/m^2)	相关疾病的危险性
体重过低	<18.5	低(但其他疾病危险性增加)
正常范围	18.5~24.9	平均水平
超重	≥25	
肥胖前期	25~29.9	增加
轻度肥胖	30~34.9	中度增加
中度肥胖	35~39.9	重度增加
重度肥胖	≥40	极度增加

(2)腰围。这反映脂肪分布决定肥胖的危险性,腹部和内脏脂肪含量与代谢综合征的危险性相关。不同的国家和地区对于腰围的确定不同。在欧美,男性102 cm,女性88 cm为较为适宜的标准。亚洲采用男性90 cm,女性80 cm。日本则采用男性85 cm,女性90 cm。我国肥胖问题工作组建议采用男性85 cm,女性80 cm。任何评价肥胖的方法都需要测量腰围,因为腰围减少时,即使体重无改变也可显著降低发病的危险性。

78. 健康始于睡眠

——睡眠的正常标准是什么？

人一生中有1/3的时间是在睡眠中度过的,睡眠是人重要的生理需要之一。中国睡眠研究会调查结果显示:中国成年人的失眠发生率高达38.2%。也就是说,超过3亿中国人有睡眠障碍,且这个数据仍在逐年攀升。健康的睡眠标准是什么呢? 目前评定标准不一,需要结合以下方面进行综合判断:

(1)睡眠时间:存在很大的个体差异。大多数人的睡眠时间应当在5~10小时,过多或过少都有可能对健康造成不利影响。睡眠的时间长短只是一个参考指标。

(2)睡眠的规律性:睡眠规律与个体生物钟相联系。睡眠不规律会打破大脑生物钟的平衡,导致昼夜节律紊乱,出现睡眠障碍。

(3)睡眠过程中是否有异常行为:睡眠过程中小范围的翻动或肢体的小幅度动作是正常现象。如果睡眠过程中出现大喊大叫、起床行走等行为,则属于异常行为。

(4)睡眠的质量:睡眠后能否解乏是考察睡眠质量的最主要指标。良好的睡眠会让人白天精力充沛、神清气爽、注意力集中、头脑反应灵敏。

(参见心身健康篇第299问)

79. "白天吃得一头猪,不抵晚上一觉呼"

——对睡眠的误解有哪些？

俗话说"白天吃得一头猪,不抵晚上一觉呼",说明睡眠好对一个人健康的重要性。以下总结了一些睡眠健康中常见的误区:

(1)每天一定需要睡8小时才有利于健康?

未必。因为每个人的身体情况不同,对睡眠时间的需求也不同,8个小时只是平均值,而非标准值。睡眠时间在一定范围内因人而异。

(2)睡眠打鼾是睡得深吗?

是的。睡眠过程中有轻度打鼾是很常见的生理现象,因为这是睡眠中呼吸道的肌肉松弛,阻挡了气流而发出的声音。如果打鼾声音较大,中途伴有暂停,且持续时间较长,白天疲乏困倦,要考虑有睡眠呼吸暂停综合征的可能,需要及早治疗和干预。

(3)睡觉总是做梦,是睡着了吗?

是的。睡眠中做梦是一种正常的生理现象,一般人在每夜睡眠中会做梦4~6次,总共不超过2小时。睡眠进入快速动眼期(深睡期),会出现做梦现象。此刻醒来,会清晰回忆起梦境,如强行唤醒,还会出现受惊现象。

(4)饮酒对睡眠有好处吗?

没有。饮酒确实能够缓解某些人的入睡困难,因为酒精早期能够抑制大脑皮层的兴奋性,减轻睡前的多思多虑。但是饮酒也会破坏正常的睡眠结构,或引起其他更大的健康问题。因此,有睡眠障碍的人需要忌酒等兴奋性的物质。

(5)睡不着,自己能吃安眠药吗?

不能。安眠药需要在专业医生的指导下使用。需要医生判断失眠的类型,查找具体的病因,才能对症精准治疗。有些失眠是不需要用药的。

(参见心身健康篇第299问)

 ## 80. 数"羊"还是数"水饺"?

——如何简单缓解失眠?

如果晚上辗转难眠,怎么也睡不着,可能自然会想到通俗流传的方法,即在心里数羊的方法:"一只羊、两只羊、三只羊……",但是这个方法的效果却可能不尽如人意。原因是在西方的语言中sheep(即羊的英文)是闭口音,而"羊"在汉语中的发音却是开口音,所以要达到神经抑制的状态,可用"水饺"的发音来替代"羊",用这样单调重复的数数达到助眠的作用。那么还有哪些比较有效的简单方法能够帮助我们入睡?

(1)闭目入静法:上床之后,首先闭上双眼,然后把眼睛稍微留下一条缝,使交感神经活动力度下降,引导人进入睡眠状态。

(2)睡前听轻缓音乐:轻缓的音乐可以缓解压力,对某些人的睡眠可以起到一定的改善作用。

(3)睡前冥想法:即通过放松、自由联想等方式来调整自身的精神状态,改善由于压力、情绪、不良生活习惯等导致的睡眠质量问题。

(4)"4-7-8"呼吸法:是由哈佛大学的医学博士安德鲁威尔研发的,熟练后可有效调节呼吸,平复情绪,使人快速入睡。具体做法是:① 用嘴呼一大口气;② 闭嘴,用鼻子吸气,在心中默数4个数(1,2,3,4);③ 屏住呼吸,在心中默数7个数(1,2,3,4,5,6,7);④ 用嘴呼一大口气,同时心中默数8个数(1,2,3,4,5,6,7,8)。以上多次循环往复。但要注意,无论是呼气、吸气,还是屏气,都要缓慢、柔和、深长,不要过于专注于数数。

81. 性,不再神秘
——性心理与性行为障碍有哪些?

人类性行为是指人类为了繁衍后代、满足性欲和获得性快感等而做出的与性相关的动作与活动,包括性交、自慰、爱抚、接吻等。性行为的目的有很多,人类性行为的发生通常不以繁殖为目的,而且性行为的方式相较其他生物显得广泛而多样。

安全性行为是指一套用来保持人们身心健康的性行为。狭义的安全性行为是指减低性病感染风险的性行为;广义的安全性行为还包括人的心理状况、性行为的环境等。不安全性行为是一个笼统的概念,包括卖淫嫖娼、无金钱交易的非婚性行为和夫妻中一方已感染HIV或其他性病情况下的无保护性夫妻性行为。

性心理障碍泛指明显偏离常态的性心理和性行为的一组心理障碍,并以此为性满足、性兴奋的唯一或主要方式,从而不同程度地干扰了正常的性活动。常见的有恋物症、异装症、露阴症和窥阴症等。异常的性行为需要在专业人员的指导下进行矫正和治疗。

82. "饭后一支烟,赛过活神仙"的误区
——如何戒烟?

香烟所含的3500种化学物质中至少有43种是致癌物质,其中对人体危害最大的是尼古丁、一氧化碳和多种其他金属化合物。一支烟所含的尼古丁就足以杀死一只小白鼠。香烟烟雾中大量的一氧化碳同血红蛋白的结合能力比氧大240～300倍,严重地削弱了红细胞的携氧能力,容易引起心肌梗死、中风、心肌缺氧等心血管疾病。研究发现,香烟中的尼古丁(烟碱)进入血液后即可到达大脑,对交感神经产生影响,通常表现为短暂的兴奋与随后的抑制,即烟瘾。更为严重的是,吸烟者还严重妨碍他人的健康。研究表明,吸烟者吸烟时对旁人的危害比对他自己还大。吸烟是国际公认导致肺癌的重要因素,吸烟者因患肺癌死亡的人数为不吸烟者的10倍以上。

如何戒烟呢? 最重要的是有戒烟意识,戒烟意识是意志力和行为的动力源泉。可以尝试以下方法:① 扔掉吸烟用具,诸如打火机、烟灰缸,以减少"条件反射"。② 坚决拒绝香烟的引诱,避免进入往常习惯吸烟的场所或活动。③ 餐后喝水、吃水果或散步,摆脱饭后一支烟的行为。④ 烟瘾来时,立即做深呼吸活动,或咀嚼口香糖等。⑤ 告诉别人你已经戒烟,不要给你递烟,也不要在你面前吸烟。⑥ 写下你认为的戒烟理由,如为了自己的健康、为家人着想、为省钱等。⑦ 制订一个戒烟计划,每天减少自己吸烟的数量。⑧ 安排一些体育活动,如游

泳、跑步、钓鱼等。⑨ 当你有想吸烟的冲动时,可以用喝水来控制,或泡茶饮用。⑩ 当你真的觉得戒烟很困难时,可以找专业医生寻求帮助。

专栏

烟草导致的经济/健康损失

目前,全球有11亿吸烟者,中国以约3.04亿人位居首位。每年约有600万人死于吸烟,预计到2030年,该数字将增长三分之一,达到800万人。有数据表明,中国每年产生的与烟草有关的花费高达50亿美元,其中主要包括健康开支、员工缺勤、劳动生产率降低、税收损失和过早死亡。

《中国吸烟危害健康报告》指出,吸烟者的平均寿命比不吸烟者缩短10年,现在的吸烟者中,将来有一半会因吸烟而提早死亡;而60岁、50岁、40岁或30岁时戒烟可分别赢得约3年、6年、9年或10年的预期寿命,且与持续吸烟者相比,戒烟者更少伴有疾病和残疾;但通过减少吸烟量并不能降低吸烟者患病和死亡的风险。

 83. 适度饮酒有益健康吗?
　　——少量喝酒也会伤害大脑

2018年8月,国际顶尖医学期刊《柳叶刀》发表的一项对全球195个国家和地区的酒精使用负担的大型研究指出,酒精是全球15~49岁男性和女性患病和早逝的主要风险因素,全球近十分之一人口的死亡是由饮酒所致。饮酒会严重损害人体的中枢神经系统,使人的注意力和记忆力下降,平衡功能失调,精神亢奋。长期饮酒的人会出现慢性酒精中毒,可导致肝损伤、多发性神经炎、心肌病变、脑血管病、胰腺炎、胃炎和溃疡病等,严重的可以危及生命。酒精还可能危害生殖细胞,导致后代的智力低下等。

人们对酒的认识也是不断深入的,1992年世界卫生组织在维多利亚召开的国际促进心脏健康会议上的《维多利亚宣言》指出:当前主要的问题是在科学论据和民众之间架起一座健康金桥,使科学更好地为民众服务。这座健康金桥有四大基石,它们分别是合理膳食、适量运动、戒烟限酒和心理平衡。近30年来,人们对酒的认知基本上是"适量饮酒"(当然并不鼓励刻意地去饮酒)。

但是,根据近期《柳叶刀》一项基于全球疾病负担研究的结果,世界心脏联盟(WHF)发布简报《酒精消费对心血管健康的影响:误区和措施》,提出饮酒没有"安全量",并批判了少量及适量饮酒有利于心血管健康的观点,指出任何程度的饮酒都对身体有害。WHF表示,即使是少量饮酒,也会增加心血管病的风险,包括冠心病、中风、心衰、高血压、心肌病、房颤和动脉瘤。

84.赌门歪道把人迷,半夜赢来半夜输
——何为病理性赌博?

人类之所以喜欢赌博,因为赌博带来的奖赏行为可以促进大脑内释放一种多巴胺的物质,这使人感觉到愉快和兴奋。其实赌博之所以害人,就是因为参与赌博者的贪念控制了人的大脑。赌博者常常具有以下特征:一是心怀欲望和贪念。他们往往希望不劳而获,渴望一夜暴富。二是抱有侥幸心理。那么多人在赌,输的人不一定是我,万一赢了呢? 要明白,侥幸是个小概率事件。赌博不仅摧残人的心理和意志力,更是一种违法行为。

而病理性赌博是指一种以持久和反复地适应不良赌博行为的心理行为障碍,常表现为难以控制的赌博欲望和浓厚兴趣,脑海中反复浮现赌博的想法、行为或场面,并有赌博前的紧张感和事后的轻松感,赌博的主要目的不在于获得经济利益,且对社会、职业、财产及家庭造成明显损害。病理性赌博需要在专业人员的指导下进行积极的行为干预,必要时辅助药物治疗,还要得到家庭成员的密切配合。

85. 孩子长时间玩手机就是网络成瘾吗？

——网络成瘾/游戏成瘾

世界卫生组织在2019年5月正式发布的《国际疾病分类（第11版）》(ICD-11)中,把"游戏成瘾"列入了精神与行为障碍。网络成瘾包括网络游戏成瘾(游戏成瘾)、网络色情成瘾、信息收集成瘾、网络关系成瘾、网络赌博成瘾、网络购物成瘾等,其中网络游戏成瘾最为常见。手机使用成瘾实质上更多地表现为网络成瘾的形式,因此称为"手机网络成瘾"。手机网络成瘾作为网络成瘾的"加强版",影响的对象不仅局限于青少年。事实上,任何人都有可能成为受害者。

对于长时间玩手机或者打游戏的儿童和青少年,需要经过详细的病史询问才能确诊。在临床上,有很多其他的疾病也会表现出沉迷网络的行为,其中最常见的就是抑郁症。手机游戏只是作为他们消磨时间的一种方式而已。

对于沉迷游戏行为的干预,除了针对成瘾行为本身外,也需要针对其他心理与行为问题进行干预。如果家长觉得和孩子沟通有困难,不知道怎么应对孩子长时间玩手机的行为,可以带孩子寻求专业人员的帮助。

如何自我判断有网络成瘾/游戏成瘾?

对自身状态,儿童或青少年若有疑惑,可先回答以下问题:

(1)花在游戏上的时间是否越来越多?

(2)是否整天想着游戏,即使有更重要的事情也要玩?

(3)如果一段时间不玩,是否会觉得难以忍受?

如果以上都具备,要考虑有网络成瘾/游戏成瘾的可能,可在心理师的指导下积极予以心理干预。

（参见心身健康篇第293问）

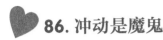

86. 冲动是魔鬼
——如何调控冲动行为？

还记得2005年中央电视台春节联欢晚会上《男子汉大丈夫》这个节目吗？节目中，郭冬临和牛莉扮演了一对夫妻，郭冬临扮演的丈夫十分懦弱，每当妻子与邻里发生矛盾时，他总会对妻子说："冲动是魔鬼，冲动是炸弹里的火药，冲动是一副手铐，也是一副脚镣，是一服永远吃不完的后悔药。"

芬兰职业健康研究所曾对四千多人进行研究之后发现，冲动型性格的人患胃溃疡的风险较常人高2.4倍。威尔士大学的一项研究则显示，冲动与较难控制饮食有关。冲动会增加心肌梗死、脑溢血等原有心脑血管疾病复发或恶化的概率。另外，由于冲动型性格的人情绪变化反复无常，易愤怒，所以他们很难与别人建立良好的人际关系，往往身边没有一个相处久的朋友，因此生活孤独，对身心健康有害。

由于冲动的主要特征是行为的失控和不理智，所以我们预防冲动的关键就是要提高自我控制的能力。在这里，心理学家给我们提出了一些建议：① 修身养性。要有宽广的胸怀，做有海量的忍者。② 三思而后行。做事要前思后量，不争一时长短。③ 培养兴趣爱好。遇到挫折时，学会转移，释放压力。

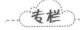

冲动型人格障碍

冲动型人格障碍的主要特征包括：

(1) 情绪急躁易怒，存在无法自控的冲动；

(2) 性格上常表现出向外攻击、鲁莽和盲动性；

(3) 冲动的动机形成可以是有意识的，亦可以是无意识的；

(4) 行动反复无常，可以是有计划的，亦可以是无计划的；

(5) 行动之前有强烈的紧张感，行动之后体验到愉快、满足或放松感，无真正的悔恨、自责或罪恶感；

(6) 心理发育不健全和不成熟，经常导致心理不平衡；

(7) 容易产生不良行为和犯罪的倾向。

87. 希望就在生命的拐角处
——如何预防自杀？

自杀通常认为是一种人类生理、心理、家庭、社会关系及精神等各种因素的影响而产生的偏差社会行为，常常与生物学因素、心理因素和社会因素等有关。研究显示，没有一个人是为了单纯一种理由去自杀的，而是多重因素混杂在一起的，最后在一个引爆点上发作。自2003年开始，世界卫生组织和国际自杀预防协会将每年9月10日确定为"世界预防自杀日"，以帮助公众了解诱发自杀行为的危险因素，增强人们对不良生活事件的应对能力，预防自杀行为。

自杀的起因常常与情绪问题有关，自杀死亡是抑郁症中非常严重的后果。据统计，自杀者罹患精神障碍的比例约为2/3,60%的自杀死亡者和40%的自杀未遂者罹患严重的精神障碍，而精神障碍引发的自杀是可以通过早期干预预防的。而冲动型自杀，则是因突发事件导致情绪不稳定引起的，更需要及时的心理干预。

当一个人出现自杀想法的时候，非常重要的做法就是和别人交流以寻求帮助，而不应独自处理：① 与家里人或朋友交谈。② 找一个陌生人或心理热线交流。③ 与专业的心理医生交谈。如果经历了相当长时间的情绪低落仍想自杀，要考虑是否患上了抑郁症。严重的抑郁症必须要经过规范的专业治疗。

（参见情绪篇第48问）

如何帮助想自杀的人?

(1)直接询问:冲动性自杀的概率很小,想自杀者通常会认真考虑如何实施自杀。通过询问对方是否有自杀计划,可以了解他们的想法。承认并探讨自杀,通常会消除想自杀者自杀的想法。

(2)保证安全:一旦发现有人有自杀打算,应尽快收走他们的自杀工具或将其带到安全场所。比如收走常见的自杀工具如安眠药、农药、刀等,不让他独自一人待在高楼上。询问自杀计划和保证安全是自杀预防的关键。

(3)认真倾听:努力理解想自杀者的想法和感受。应该表达理解而避免说教。

(4)求助专家:在手机中保存一个心理危机干预热线电话,必要时直接拨打热线向自杀干预专家寻求帮助。如果想自杀者出现多次自杀行为,应尽早劝其前往医院接受治疗。

(5)持续联系:在自杀事件过后与想自杀者保持联系,能有效地降低自杀的发生。

(6)不回避、不歧视、不冷漠:在想自杀者需要的时候,支持他们,陪伴他们。

 88.怎样培养积极健康的行为?
——健康行为的"四大基石"

1992年,世界卫生组织针对严重影响人们健康的不良行为与生活方式,提出了健康"四大基石"的概念,并指出做到以下四点便可解决70%的健康行为问题,使平均寿命延长10年以上。"四大基石"的主要内容是:

(1)合理膳食:即营养要全面均衡,每餐以八分饱为宜,主食米、杂粮搭配,减少动物脂肪和甜食的摄入,多吃新鲜蔬菜、水果、豆制品和牛奶;限制食盐用量(每天不超过6克)。

(2)适量运动:运动贵在坚持,重在适度,项目可因人而异。每天可做轻中度运动,每次半小时左右。中青年人可打球、游泳、长跑,中老年人可快步行走、慢跑、骑自行车、爬楼梯、跳健身舞等,此外也可做气功、打太极拳或散步等。

(3)戒烟限酒:吸烟不仅会使人成瘾,还会促发高血压、冠心病,引起肺癌等多种癌症和支气管炎、肺气肿等,因此,吸烟是健康的大敌。任何年龄的戒烟都可获得健康上的真正收益。关于限酒,新近的研究证明饮酒无论多少对健康都是有害的(参见行为篇第83问)。

(4)心理平衡:在健康四大基石中,心理平衡最重要。保持心理平衡要做到:①三快乐:助人为乐、知足常乐、自得其乐。②三个正确:正确对待自己、正确对待他人、正确对待社会。③三个既要:既要尽心尽力奉献社会,又要尽情品味美好人生;既要在事业上有颗进取心,又要在生活中有颗平常心;既要精益求精于本职工作,又要有多姿多彩的业余生活。

 ## 89. 世界上最好的运动是什么?
——运动行为调控的秘密

"最好的运动是步行"并不是个新的理念。早在一百多年前,法国哲学家卢梭就说过:"走,唤起和激励我的思想。"在20世纪20年代初,心脏病学之父——美国人怀特第一个提出步行对健康有特殊益处,主张健康成人应把每天步行锻炼作为一种规律性的终身运动方式。1997年,有学者对1645名65岁以上老人的前瞻性研究发现:与每周步行少于1小时的老人相比,每周步行4小时以上者的心血管病住院率减少69%,死亡率减少73%。1992年世界卫生组织指出:步行是世界上最好的运动。因为人类花了300万年,从猿到人,整个人的身体结构是步行进化的结果,所以人体的解剖和生理结构最适合步行。在众多的体育运动项目中,步行是老少皆宜、简便易行、效果最好的运动方式。

保健学家总结出一套适宜人们采用的"357"步行锻炼法。"3"是要求每次步行时间不少于30分钟,步行里程不少于3公里;"5"是指在一周7天时间里,步行运动的天数不得少于5天;"7"是用来控制运动量及强度的,指运动后运动者的心率和其年龄相加之和不得超过170,如超过170,很可能心肺负担过重,容易引发意外。2021年5月,美国心脏协会发表的一项16732名平均年龄为72岁的老年女性的研究发现,不论是连续长时间的走路,还是短时间的走路,只要步数增加就能让死亡风险降低。数据表明,与每天走路0~3200步的人相比,其他人群的死亡风险下降更多:走3200~4260步,死亡风险降低37%;走4260~5440步,死亡风险降低40%;走5440~9100步,死亡风险降低46%。但专家提醒,一万步并不是金标准,对于不同的人群有不同的需求。因此每个人需要根据自己的情况,量力而行,循序渐进,切忌盲目跟风。

美国大学运动医学会的汤普森博士通过研究发现,人体体力的最高点和最低点受机体"生物钟"的控制,一般在下午靠近傍晚时达到高峰。比如,身体吸收氧气量的最低点在下午6点;心脏跳动和血压的调节在下午5点至6点间最平衡。此时绝大多数人心态平静稳定,体力充盈,技术活动的灵活性、协调性、准确性及适应能力均处于最佳状态,因此建议步行最佳时间为下午4点至6点。

(吴义高)

心理健康释疑解惑**300**问

能 力 篇

NENGLI PIAN

 导读

　　卡耐基说："人在身处逆境时,适应环境的能力实在惊人。人可以忍受不幸,也可以战胜不幸,因为人有着惊人的潜力,只要立志发挥它,就一定能渡过难关。"生活中,能力是我们每天活动的基本保证。什么是能力? 我们有哪些能力? 为什么有的人身处逆境依然可以越挫越勇? 如何培养和提升能力水平呢? 本章将围绕这些问题进行阐述和解释,力求对你有所帮助。

90. 天生我材必有用，我能做什么?
　　——能力的概念

　　在心理学中，能力是顺利地完成某种活动所必须具备的个性心理特征。在其他条件相同的情况下，能力强的人要比能力弱的人更能使活动顺利进行，更容易成功。

　　从构成因素看，能力可分为一般能力和特殊能力；从表现形式上看，能力可分为认知能力和操作能力；从内容上看，能力不仅包括人的实际能力，也包括人的心理潜能。

　　能力是我们做事的保障，但同时我们也在不断做事的过程中积累和培养着能力。天生我材必有用，不妄自菲薄，发现自己的能力也是每个人的重要人生课题。

 91. 学习了知识、技能，是否就获得了能力?
　　——什么是知识和技能?

　　很多人疑惑："我每天都在学习各种知识，知识的获得是不是就意味着我已具备某方面的能力了呢?"就像医学生在大学期间学习很多医学知识，但他并不能立刻就具备临床诊疗的能力，而需要一个知识积累和能力培养的过程。所以，知识、技能和能力这三者不是等同的关系。

　　知识是人脑对客观事实的主观表征。知识包括陈述性知识和程序性知识，陈述性知识回答生活中"是什么"的问题，如红绿灯标志、事物的概念及对事物规律陈述的命题等；程序性知识回答生活中"如何做"的问题，如怎样有效地记忆、如何完成一个实验活动。知识是能力结构中一个不可缺少的组成部分。人掌握知识，能够运用这些知识指导自己的活动与实践。

　　技能是人们通过练习而获得的动作方式和动作系统，它主要表现为动作执行方式。技能包括操作技能和心智技能,操作技能的动作由外显的机体运动来实现,如打羽毛球、制作菜肴;心智技能则需借助内在的智力操作来完成,如数学问题的演算、写作文等。技能可以直接控制活动的动作程序的执行,是活动的自我调节机制中又一个组成要素,也是能力结构的基本组成部分。

能力与知识、技能的关系

知识是技能和能力的基础,知识和技能反过来又成为能力的基础。只有被广泛应用和迁移的知识和技能,才能转化成为能力。能力不仅包含了一个人现在已经达到的成就水平,而且包含了一个人具有的潜力。

知识、技能是能力形成、发展的基础,能力的形成和发展是在掌握和运用知识、技能的过程中实现的。虽然如此,但学习了知识、技能并不会立刻转换为能力,而是一个不断积累的过程,随着知识、技能不断地掌握,能力会相应地提高。反过来,能力的发展水平直接制约掌握知识、技能的速度和程度,并制约知识、技能的运用,制约着掌握知识、技能的难易、深浅、速度和巩固程度。两者是相互转化、相互促进的。因此,在学校教育的过程中,不仅要向学生传授知识,更要注重对其能力的培养,所谓"授人鱼不如授人以渔"。

92. 生而为人,我需要具备哪些能力?
——能力的种类

生而为人,我们需要生存,更需要发展,达到人生目标,实现个人价值。在这样的过程中,我们需要具备很多能力,在心理学中将这些能力分为基本的两种类型。

(1)一般能力:它是人们完成任何活动所不可缺少的,是能力中最主要、最一般的部分,所以又称为共同能力。它包括注意、观察、记忆、思维、想象等能力,通常也叫智力。另外,一般能力还包括社会适应能力,它是指人们为了在社会更好地生存而进行的心理上、生理上以及行为上的各种适应性改变,与社会达到和谐状态的一种执行适应能力,主要表现在生活、学习、劳动和人际交往等方面。

(2)特殊能力:是指人们从事特殊职业或专业需要的能力,如音乐能力、数学能力、艺术表演能力、管理能力等,所以又称为专门能力。我们在各行各业、不同的专业领域里需要特殊能力发挥作用。

93. 如何判断自己是否聪明?

——智力与智商

生活中,我们聪不聪明,常用智力来衡量,又用智商的分数来代表智力的高低。那怎样才算聪明呢?

心理学中,智力是影响一个人活动效率的心理特征。智商是智力商数(IQ)的简称,是个人智力测验成绩和同年龄被试成绩相比的指数,是衡量个人智力高低的标准,相当于人们常说的"聪明""不聪明"。智商重点反映一个人的学习能力和认识事物的能力,主要体现在观察力、注意力、记忆力、思维力和想象力等方面,它的核心是思维能力,尤其是逻辑思维能力。

智商可以通过一系列标准测试进行测定,国际上公认的优秀量表有斯坦福-比奈智力量表、韦克斯勒智力量表(三套)和格塞尔发展量表。

绝大多数人的智商对于普通工作和日常生活都没有问题。而且每一个人只要保持活力和不断学习,都是有益于智商的发展和延缓智商的衰退的。

常用的智力测验有哪些?

在我国,目前使用最广泛的是中国修订韦氏成人智力量表(WAIS-RC),用于16岁以上成人,分言语和操作两个部分,其中言语量表含6个分测验:常识、领悟、算术、相似性、数字广度和词汇;操作量表含5个分测验:数字符号、图画填充、木块图、图片排列和物体拼凑。该测验有言语智商(VIQ)、操作智商(PIQ)和总智商(FIQ)三个分数,并可得出智力等级(表5.1)。

另外,瑞文推理测验是一种应用较广的非文字形式的测验,可以排除文化背景和知识水平的影响,更适合于不同年龄、不同文化背景的儿童。瑞文标准推理测验的内容由60个题目组成,排列由易到难,方便易行,能在短时间内测量出被试的推理能力,可广泛应用于团体智力测验。

表5.1 智力测验的等级

智力等级	智商范围	所占百分数
非常优秀	≥130	1.6
优秀	120～129	11.3
中上	110～119	18.1
中等	90～109	46.5
中下	80～89	14.5
边缘状态	70～79	5.6
智力缺陷	≤69	2.9

94. 孩子总是学业落后,是因为智力落后吗?
——智力发育障碍的表现与诊断

晓明今年15岁,他出生的时候没有什么异常,后来他的父母发现他的心理行为发育较其他孩子晚,1岁多才能独坐,3岁才能站立,3岁半才会行走、叫爸爸妈妈,6岁多才能讲述一个句子,8岁上小学后学习成绩一直不好,小学一年级几乎从来没有及格过。他不知道怎样和同学交流,在班里还经常被调皮的男同学欺负。最近父母带他到心理门诊就诊,经韦氏智力测验(WISC-R),结果为:总智商为42,语言智商为45,操作智商为39,结合社会适应能力检查,他被诊断为"中度智力发育障碍"。心理师给出了特殊教育的建议。

　　孩子学业总是落后,是否因为智力落后是需要进行专业鉴定的。当18岁以下的孩子在智力测验中的结果低于平均值约2个标准差,或者上面介绍的韦氏智力测验IQ低于70,会被界定为智力缺陷。再加上适应能力低下,可诊断为智力落后(当前称智力发育障碍),也可称为智力残疾。表现为学习能力和适应性行为受限。

专栏

智力残疾与适应行为低下的分级

　　(1) 智力残疾可分为四个等级:

　　一级智力残疾(极重度):IQ值在20或25以下。适应行为极差,面容明显呆滞;终身生活需全部由他人照料;运动感觉功能极差,如通过训练,只在下肢、手及颌的运动方面有所反应。

　　二级智力残疾(重度):IQ值在20~35或25~40之间。适应行为差;生活能力即使经过训练也很难达到自理水平,仍需要他人照料;运动、语言发育差,与人交往能力也差。

　　三级智力残疾(中度):IQ值在30~50或40~55之间,适应行为不完全;实用技能不完全,如生活能部分自理,能做简单的家务劳动;具有初步的卫生和安全常识,但阅读和计算能力很差;对周围环境辨别能力差,能以简单方式与人交往。

　　四级智力残疾(轻度):IQ值在50~70或55~75之间。适应行为低于一般人的水平;具有相当的实用技能,如能自理生活,能承担一般的家务劳动或工作,但缺乏技巧和创造性;一般在指导下能适应社会;经过特别教育,可以获得一定的阅读和计算能力;对周围环境有较好的辨别能力,能比较恰当地与人交往(表5.2)。

表5.2　智力残疾的等级

级别	智力发育水平		社会适应能力	
	发育商(DQ) 0~6岁	智商(IQ) 7岁及以上	适应行为 (AB)	WHO-DASII分值 18岁及以上
一级	≤25	<20	极重度	≥116分
二级	26~39	20~34	重度	106~115分
三级	40~54	35~49	中度	96~105分
四级	55~75	50~69	轻度	52~95分

(2)适应行为低下也分为四个等级:

极重度:不能与人交流,生活不能自理,不能参与任何活动,身体移动能力很差;需要环境提供全面的支持,全部生活需由他人照料。

重度:与人交往能力差,生活方面很难能够自理,运动能力发展较差;需要环境提供广泛的支持,大部分生活由他人照料。

中度:能以简单的方式与人交流,生活能部分自理,能参与一些简单的社会活动;需要环境提供有限的支持,部分生活由他人照料。

轻度:生活能自理,能承担一般的家务劳动或工作,对周围环境有较好的辨别能力,参与人的交流和交往,能比较正常地参与社会活动;需要环境提供间歇的支持,一般情况下生活不需要他人照料。

95. 男孩真的比女孩开窍晚吗?
——智力的性别差异

在小学阶段无论是成绩还是其他各方面,基本都是女孩子占领着制高点。很多男孩的妈妈发愁说:"我家儿子啥时候能开窍啊?"那么,男孩真的比女孩开窍晚吗? 男孩和女孩在智力发育上真的存在差异吗?

研究表明,男孩子的大脑构造和女孩子有所不同。男孩子的大脑发育在胎儿时期,就落后于女孩子,左脑要比右脑发育慢。人类左脑和右脑的分工不同,左脑主要执行客观推理、逻辑、剖析、口语的书面描述及口语表达,还有数学的算数及科学才能,并且左脑还能够操控右侧身体。

一般来讲,同龄的男孩智力发展要比女孩晚一年。从一年级上学起,男孩的读写能力发展甚至有可能比女孩要晚两年。另外,对于女孩来说,她们更喜欢相对安静的学习方式,而男孩则喜欢蹦蹦跳跳、通过自己探索去学习。如果老师和家长要求男孩和女孩在相同时间内以同样的方法学习同样的知识,这就决定了整体上男孩的学习成绩要比女孩弱一点。

目前有研究表明,从整体上看,在一般能力上性别并不存在差异,性别差异只反映在特殊能力因素上。如海德在1990年总结了40年来100个有关计算能力和解决问题能力的性别差异研究发现,女生在计算能力上具有一定优势,但只表现在中、小学阶段;在问题解决上,中学时期女生略好,高中和大学时期男生则表现出优势。林恩在1986年对人的空间能力的研究表明,在空间知觉和心理旋转测验中,男生明显优于女生,在空间想象力测试中,男女差异不明显。

 ## 96. 为什么有人是"神童",而有人却"大器晚成"?
——能力表现的早晚差异

能力的差异还表现在能力发展的早晚上。有些人的能力表现较早,在童年期就表现出某些方面的非凡能力,被称为"神童";有的人则在年少时表现平平,到了中年甚至老年才脱颖而出,取得卓越的成就,即所谓的"大器晚成"。

古今中外,人才早慧、智力早熟的神童举不胜举。李白表现为"五岁读六甲,十岁观百家";杜甫表现为"七龄思即壮,开口咏《凤凰》";明末爱国诗人夏完淳表现为"五岁知五经,九岁擅辞赋古文";歌德四岁前就识字读书,能朗诵诗歌,八岁时已经能用德语、意大利语、法语、拉丁语和希腊语阅读、书写。中国科学技术大学自1978年以来已招收多期少年班大学生,他们都是十四五岁就上了大学。能力早期表现在绘画、音乐、文学等艺术领域更为常见。能力的早期表现不仅需要有良好的素质基础,同时还与其所接受的家庭教育和实践活动有密切的关系。

另一种相反的现象,就是"大器晚成"。著名画家齐白石40岁才表现出绘画才能;人类学家摩尔根发表基因遗传理论时已60岁;苏联学者伊·古谢娃40岁才开始学习文化,后跟儿子一起毕业于农业大学,很快获哲学博士学位,73岁完成博士论文。能力表现较晚有很多原因,包括早期教育环境不良,或是少年不知努力而后来才奋发图强。

97. 不要输在起跑线上,智力的开发真的有起跑线吗?

——智力发展的规律

"不要输在起跑线上"是中国家长常挂在嘴边的一句话,家长们希望自己的孩子无论在学习上还是在其他方面都能名列前茅,怕自己的孩子落后于人。那么智力的开发真的有起跑线吗? 如果有的话,那会是什么时候呢?

从智力发展的一般规律来看,新生儿就已经具备一定的智力水平,这与胎儿期的发展密切相关。新生儿出生后智力得到迅速的发展,在三四岁时可达人生峰值一半的智力水平,之后仍几乎呈直线高速发展,直到20岁前后达到顶峰,随后即保持一个相当长的水平状态直至30多岁,之后开始缓慢下降。另外,如果一个人生命早期的智力水平越高,那么之后的发展速度越快,进而智力衰退的时间越晚,这意味着早期智力培养的重要性。

如果智力的开发真有起跑线的话,那就要从受精卵的形成或是胚胎期开始算起了。良好和睦的家庭氛围,妈妈良好的身体素质和情绪状态,不受外界有害物质的侵害,适当合理的胎教都会使胎儿得到良好发育,具备一定程度的感知觉能力、记忆力和语音能力,有了接受教育影响的可能性。

98. 父母聪明,孩子就聪明吗?

——影响智力的遗传因素

俗话说:龙生龙,凤生凤,老鼠生子打地洞。父母聪明,孩子是不是也很聪明? 父母的智商对孩子的影响到底有多大作用呢?

许多研究都说明遗传因素对智力有影响。比如,有研究将同卵双胞胎之间的智商分数与异卵双胞胎之间和兄弟姐妹之间的智商分数进行比较,结果发现遗传因素和智商分数之间存在着很强的相关性;另有研究将被收养的孩子和他们生父母家庭以及养父母家庭分别比较,发现孩子的智商与生父母智商的相关系数要高于与养父母智商的相关系数(表5.3)。

表5.3　具有不同遗传关系的人群智商分数的相关系数

遗传关系	智商分数的相关系数
同卵双胞胎	
一起抚养	0.86
分开抚养	0.86
异卵双胞胎	
一起抚养	0.60
亲兄弟姐妹	
一起抚养	0.47
分开抚养	0.24
生父母/孩子	0.40
养父母/孩子	0.31
堂或表兄弟姐妹	0.15

　　虽然心理学家认为遗传因素在决定个人智商的时候起到重要的作用,但是他们也认为要想估计遗传因素和环境因素在这一过程中的相对重要性仍是困难的。

99. 能考上名校的学生都是智力超群的人吗?
——智力与非智力因素

　　在我国,能够考上清华大学、北京大学这样的名校的学生都深受人们的羡慕。很多人认为,这些学生都是智力超群、天赋异禀的学生。清华大学某教授曾经对清华大学500个学生进行了深入调查,结果发现这些考上清华大学的学生的平均智商在130左右,从前面介绍的智力测验结果及等级来看,属于优秀水平。

但在众多清华大学、北京大学的优秀学子眼里,他们自认为智商并不是很高。很多大学教授也表明能够考上名校的学生,并不代表这些学生就是天赋异禀,其最根本的原因就是在智商的基础上,外加努力、家庭因素、高效的学习方法,还有运气的辅助。任何事情的成功、任何名校的考取,凭借的并非是单一方面的优秀,而是需要多方面的影响,最终汇集成优秀的光环。

心理学发现,尽管智商的高低对人的学习和生活有影响,但在很多情况下它不会起决定性作用。例如,对于学业,非智力因素如努力、良好的学习习惯、高效的学习方法、家庭环境、积极平稳的心态等更为重要。

 100. 怎样看待"高分低能"的现象?
——"成功智力"的研究

生活中,人们发现耐人寻味的"第十名现象",即中小学学习成绩在第十名前后直至二十名的学生,在后来的学习和工作中"出乎意料地表现出色",并成长为"栋梁型"人才。相反,那些当年备受老师宠爱、成绩数一数二的优秀学生,长大后却淡出优秀行列,甚至在其后的升学和就业等方面屡屡受挫,有人称其为"高分低能"。这一现象背后,也说明了一个人能否成功不取决于学习成绩的高低。

著名心理学家斯腾伯格用成功智力来解释:成功智力是达到人生中主要目标的智力,它包括创造性能力、分析性能力、实践性能力。成功智力在现实生活中不是固定不变的,而是可以不断修正和发展的。我们在孩子的教育上要使孩子在学业智力和成功智力上保持协调、平衡,要发展孩子的人际沟通能力、领导管理能力、艺术创作能力、动手能力等。

斯腾伯格把学业上表现出来的智力称为"惰性智力"。在以往的学校教育中,学校的排名往往较单纯地以文化课成绩为标准。学业成绩主要考查学生的逻辑思维能力和语言能力,而人际沟通能力、领导管理能力、艺术创作能力、动手能力等,却在考试中难以体现出来。教师、家长们都在督促、强迫孩子挤进"前三名"或"前五名"。一些尖子生尽管成绩优秀,但成功智力的发展却相对滞后了,反倒是那些第十名左右的学生,学业智力和成功智力可能一直保持协调、平衡。所以,家长在对孩子的教育中要更加关注成功智力的培养,而不是只看学习成绩。

 ## 101. 我该有哪些能力才能适应社会?
——适应能力与适应商

俗话说:"尺有所短,寸有所长。"每一种能力对人生来说都是重要的,但同时每一种能力也会有其力所不能及的地方。在生活中我们最需要的是适应社会的能力。

社会适应能力简称适应能力或适应行为,是指个体应对和顺应自然环境和社会环境的能力。它包括个人生活自理能力、基本劳动能力、选择并从事某种职业的能力、社会交往能力、用道德规范约束自己的能力,特别反映在社交能力、处事能力和人际关系能力上。

社会适应能力与智力不同,后者主要是学习能力,前者则是为人处世的能力,两者共同构成了当今学术界的"智力"。同时社会适应能力反映了一个人综合素质的高低,是人融入社会、接纳社会的能力的表现。适应商是通过标准化的评估量表来评定社会适应能力大小的基本指标,其高低反映的是一个人社会适应能力的强弱。

社会适应行为是后天习得、可以被矫正的行为,它可以经过训练得到矫正或改善。对于儿童,特别是那些轻度智力落后者,经过较长时间的教育和适应行为训练,成年后常能较好地适应社会和职业的要求,能积极主动地参与社会生活。

102. 每个人的心中都有一座孤岛吗？

　　——社交能力与社交商

　　生活中，常有一句话："每个人的心中都有一座孤岛"，它展现我们既感到孤独又渴望与人交往的心情。我们可能没有意识到，在日常生活中所接触的人——父母、配偶、朋友、老板，甚至是萍水相逢的陌生人，都可能改变我们大脑的运作方式，使我们的行为方式发生巨大的变化。戈尔曼发现我们的大脑需要与他人交流，他认为大脑的实质就是社交性的大脑。

　　"社交商"的概念是心理学家桑代克于1920年首次提出的，它是指理解人类行为和处理彼此关系的能力，或者是人际关系管理的能力。研究发现，社交商的高低对人生的影响巨大，已成为衡量我们生存能力的一项基本指标。它将决定我们的心智表现，并决定我们将来的走向与可能取得的成就。例如，戴尔·卡耐基认为，专业知识在一个人的成功中的作用只占15%，其余的85%取决于人际关系。有研究表明，大学人际关系好的毕业生的年薪比优等生高15%，比一般生高33%。良好的人际关系能力可以帮助你快速融入团队，明确自己的角色定位，有利于得到同事和上级的认可，提升工作满意度，使人感到轻松和安全。而且，社交商对职场外的生活质量也有重要影响，已成为衡量个体生存能力的一项基本指标。

 103. 想要有所成就，智商和情商哪个更重要？

　　——情绪管理能力与情商

　　在生活中，你有没有这样的烦恼：你和恋人明明相爱，但总因为一些小事发生争吵；无条件爱自己的孩子，可总是忍不住训斥他，导致他对你又爱又怕；工作中，你明明对某个下属抱有期待，总希望他能进步，但你却总是表现出严厉的样子,让下属害怕与你一起工作;朋友之间,上下级之间,恋人、伴侣、夫妻之间,这些明明应该是最亲近、最和谐的关系,却往往容易发生矛盾和争吵,结果伤人又伤己。这到底是为什么呢?其实是我们情商不高的原因。有句话说:"一个人的成就,20%取决于他的智商,80%取决于他的情商",足以体现情商在我们生活中的重要作用。

什么是情商(EQ)呢?它是衡量人们情绪识别和管理能力的基本指标,它的本质是一个人识别、表达自己以及他人的情绪,激励自己并且处理和他人关系的情绪能力。具体包括:① 自我了解。能够时刻关注并且察觉到自己的情绪变化,进而做出适当的调整。② 自我管理。能够时刻掌控自己的情绪,适应环境去做相应的改变。③ 自我激励。能够通过特定的活动,使自己的情绪达到特定的效果。④ 识别他人情绪的能力。能够识别他人的情感需求,并做出相应的回应。⑤ 很好地处理人际关系。即能够很好地掌控这种关系。

 ## 104. "千磨万击还坚劲,任尔东西南北风"

——什么是抗逆力与逆境商?

人活一生,每个人都会遇到各种各样的逆境。重压之下,有的人会在调整自己的状态后打破逆境,有的人却在受到创伤后一蹶不振。真正厉害的人,并不是永远走在山峰之上,而是当低谷到来时,还能够重新振作。这就是"抗逆力",是在逆境里找到方向的能力,是在低谷里自我救赎的能力,是在一线生机里拼死一搏的能力。

抗逆力原意是弹性的意思,即某物质能在弯曲、伸展或收缩后恢复原来的形状或位置的物理性能,引申到心理学中指一个人处于困难、挫折、失败等逆境时的心理协调和适应能力,即一个人遭受挫折后,能够忍受和摆脱挫折的打击,在逆境中保持健康、正常的心理和行为的能力。

心理学中,将抗逆力的商数称为逆境商或挫折商(AQ),与智商(IQ)、情商(EQ)并称为3Q,成为人们获取成功必备的不二法宝。高AQ的人在面对逆境时,始终保持上进心,从不退缩,他们会把逆境当作激励自己前进的推动力,能够发挥最大的潜能,克服种种困难,获得成功。高AQ可以帮助人们产生一流的成绩、生产力和创造力,可以帮助人们保持健康、活力和愉快的心情。有研究显示,AQ高的人手术后康复快,销售业绩远超过AQ低的人,在公司中升迁的速度也快得多。低AQ的人在困难面前,看不到光明,容易败下阵来。所以,一个人的成功必须具备智商、情商和逆境商这三个成功的因素。

 105. 从职场小白到职场精英,我该具备哪些能力?

——职业能力与职商

职商(CQ)是职业胜任力的一个量化标准,代表一个人在创业、就业、从业等职业活动中各种胜任素质的综合水平与同类群体相比较所处的位置,是一种包含了判断力、精神气质、积极态度的综合智慧。基本的职业能力主要包括:

(1)学会管理时间:最简单的办法就是先做好最简单的事情,不迟到不早退,在工作时间尽最大的努力提高效率。

(2)管理好自己的情绪:职场环境常常呈现高机会、高竞争、高压力,易使人产生焦虑等负性情绪,高效的情绪管控就显得尤为重要。

(3)与人沟通的能力:善于主动与同事、上司、客户及合作伙伴等沟通,能够清楚表达自己的观点,也要能够听懂对方的想法。

(4)保持终身学习的习惯:职场中的优秀人士永远不会对现有能力感到满足,并能一直保持旺盛的学习状态,做到终身学习。

(5)善于自我反思:人贵有自知之明,一个人想要在职场上获得成功,就要先知道自身的不足,学会三省吾身。即便在职场上遭受挫折,也能坦然处之,想办法去改正和弥补,勇于面对新的挑战。

其他的一些能力商数

除了前面介绍的智商、社交商、情商等之外,还有很多方面的能力商数,下面介绍几种:

(1)健商(HQ):是健康商数,是指一个人已具备和应具备的健康意识、健康知识和健康能力,代表一个人的健康智慧及其对健康的态度。

(2)财商(FQ):本意是金融智商,是指个人、集体认识、创造和管理财富的能力,包括观念、知识、行为三个方面。它包括两方面的能力:一是创造财富及认识财富倍增规律的能力(即价值观);二是驾驭财富及应用财富的能力。

(3)德商(MQ):是指一个人的道德人格品质,包括尊重、容忍、宽恕、诚实、平和等各种美德。

(4)志商(WQ):是意志智商,是指一个人的意志品质水平,包括坚韧性、目的性、果断性、自制力等方面,包括责商(RQ)和律商(DQ)。如能为学习和工作具有不怕苦和累的顽强拼搏精神,就是高志商。

106. 孩子真正的起跑线是父母吗?
——智力的开发与培养

生活中,又有人说:"不要输在起跑线上,而真正的起跑线却是父母。"那么,作为父母,我们该怎样培养孩子的智力呢?

(1)相信孩子是聪明的。聪明虽然有先天遗传的因素,但是后天的培养和教育绝不能忽视。

(2)不宜用家长制定的所谓"标准"或"目标"来限制孩子的个人发展。不强迫孩子在学习上必须达到某些目标,不要总是将其与其他的孩子做比较。

(3)要表扬、鼓励、肯定孩子的每一个微小的进步,夸奖他的聪明才智。不要总是批评、指责或训斥孩子,更不要讽刺挖苦孩子。

(4) 鼓励孩子全面发展,不过早地"偏科"。要坚持孩子全面发展,同时也允许他更喜欢某些知识的学习。

(5) 关注孩子学习的过程,不过分地看重结果。

(6) 重视孩子非智力因素的培养。

(7) 鼓励孩子积极参与文体活动。

(8) 重视家长的引导和示范作用,身教重于言教。

 ## 107."长风破浪会有时,直挂云帆济沧海"
——怎样培养适应能力?

当人遇到新情境时,一般有三种基本的适应方式:① 问题解决。改变环境使之适合个体自身的需要。② 接受情境。个体改变自己的态度、价值观,接受和遵从新情境的社会规范和准则,主动地做出与社会相符的行为。③ 心理防御。个体采用心理防御机制掩盖由新情境的要求和个体需要的矛盾产生的压力和焦虑的来源。具体方法有:

(1) 主动接触并积极适应社会环境。首先要主动地投入到社会环境中去,不论现实环境是否令人愉快。只有有目的地进行一些有益的社会实践活动,有意识地锻炼自己,才能进一步认识自己,认清自己在社会环境中所处的位置。

(2) 积极调整自我,提高应对的技巧。在接触社会环境的过程中,必然会遇到或产生社会环境和自身条件之间的矛盾和冲突。如果我们能够审时度势,抓住机遇,同时能够积极地调整自我,学习有关的技能,提高应对的技巧,就能较快、较好地适应环境,并且取得成功。

(3) 利用社会支持系统,积极寻求帮助。为了更好地适应社会,有效地利用社会支持系统,寻求他人的帮助也很重要。俗话说"一个好汉,三个帮",有社会的支持,有亲朋好友的帮助,就没有克服不了的困难。

108. 走出心中的孤岛

——如何提升社交能力?

社交能力的提升可以从下列三个方面入手:提高社交的态度、知识与技能。

(1)态度:是指与别人交往得失的理念与意识,真诚、宽容、豁达、热情,通情达理,将心比心,尊重他人,照应别人,处理好真实/玩笑、获益/失去、主角/配角等关系,有团队精神,不计较得失,有一定的"吃亏"准备。态度是最基本、最主要和最长远的要素。

(2)知识:人际交往有一些基本定律,如相似定律、吸引定律、互惠定律、黄金定律、白金定律,可以学习与领会,并运用于交往之中。还要注意对交往原则和习俗的了解,对交往对象的个性与喜好能够进行判断,以保证自己交往言行的恰当。

(3)技能:指交往沟通的技术与技巧,例如,如何倾听? 如何提问? 如何化解困窘? 如何使用非语言性行为? 还有幽默、微笑、赞美和欣赏等技巧。

社交是人类的高级生活技能,社交能力的提高主要还是在实践中形成。

109. "读你千遍也不厌倦"

——如何提高情绪理解的能力?

不能读懂自己和别人的情绪,在人际交往中将寸步难行。所以,提高情商的第一步是读懂情绪。我们可以把自己的经历和感受分解为以下四个步骤:

(1)看清触发事件:世界上没有无缘无故的爱,也没有无缘无故的恨,每一种情绪的产生都有一个触发事件,看清触发事件是读懂情绪的第一步。比如,你今天特别愤怒,你需要弄清楚:"究竟是什么导致了愤怒的情绪?"

(2)了解自己的想法:当触发事件发生后,每个人对该事件都会有自己的想法,了解这些想法,是读懂情绪的第二步。比如,老公总是不听自己的劝说在小事上屡次犯错,激发了你的愤怒情绪,产生愤怒情绪的想法是老公不听自己的劝告,没有婚前那么重视或爱我。

(3)知道自己的感受:当情绪产生时,你要知道自己生理和心理上的感受。情绪与生理感觉紧密相连,所以先感受生理感觉,比如,愤怒的情绪让你的血流加快和分布改变,你的脸色会因缺血变得苍白;你在心理上也高度警觉、蓄势待发。

(4)留意自己的行动:伴随着情绪的产生,人会开始行动。比如,愤怒之下你会对老公大吼,会摔门而出,但你自己却意识不到。如果对方和你争吵,故事将继续发展,出现衍生情绪,情况会变得更加复杂。

110. 少一点批判,少很多痛苦,多一点接纳,多很多快乐

——如何提高与情绪相处的能力?

当生活中有痛苦的情绪时,我们可以采取一些技巧降低它们的伤害程度,那就是做到少评判和接受现实。

当我们感到生气、失意以及受到伤害时,很容易对引发这些负面感受的人或事进行评判。比如,你的好友将你的秘密透漏给别人,你想他太"坏"了。当我们对人或事加以评判时,就像为它们贴上了一个又一个简单的、不能提供任何有效信息的标签,而且会将自己的评判当作现实。而这样的评判会衍生出更加强烈的负面情绪,甚至会占据你的思想,阻碍你全身心地观察眼前发生的事情。

任何形式的评判情绪,都意味着你不认可自己,不接纳自己。比如生气时,越压抑愤怒,情绪越容易爆发,这是因为你在压抑生气时,先对生气这种情绪做了评判——生气不好。你不愿意接纳这种"不好"的情绪,反而使它变得更强烈。

接纳自己的情绪,认为这些感受很正常,虽然你并不一定喜欢这种情绪,但是有权产生这种情绪时,这些情绪就会平复,然后进一步接受现实,会帮助你进一步减轻痛苦,而且当你情绪平复后更能看清当下的事件,抓住现实并获得理想的未来。

 ## 111. 成为情绪的主人,做自己的开心果
——如何提升管理情绪的能力?

管理和安抚自己的情绪可以有效预防情绪危机的出现,即使在压力来临时,我们也能应付自如。想想生活中,有哪些事情是能够让你感到特别舒心的。比如,喝一杯温暖的奶茶,听一首喜欢的歌,闻一闻花香,吃一顿美食,听听大自然的声音,做一件自己有兴趣的事情等。制作一份属于自己的自我安抚清单,在日常的生活中去做,去抚慰自己。当极端情绪袭来时,如果你的身边随手就可得一些自己喜欢的物品,也能帮助自己冷静下来。所以,发挥自己的创意,给自己制作一个"情绪保险箱",里面可以是安抚自己的各种物品,比如和家人或朋友的照片、一个喜欢的毛绒玩具、一张心意卡等。

"逗"自己开心、做自己的开心果是积极提升正面情绪的法宝。当你产生焦虑、愤怒等负面情绪时,如果不做一些事情"逗"自己开心,负面情绪将会持续下去,虽然此时刻意去"逗"自己开心很难,但它的确是一个可以把自己拉出低迷状态的好办法。

112. 高情商让你不仅会说，还要会听

——高情商的人是如何倾听的?

高情商的人不仅会说，更懂得如何倾听。每个人都想被倾听、被理解、被接纳、被关爱。当你感到别人在用心倾听你时，你的恐惧和敌意就会逐渐消失。大家都知道良好的沟通是双方的，但很多人却不知道倾听是一个主动而不是被动的过程，它承担着真正理解对方的责任。如果你在倾听时不能真正理解对方的感受或愿望，可以直接问他："我不确定你对此事的感觉，你能再解释一下吗?"这种主动性的倾听，就需要我们暂时放下自己，把注意力全部集中在沟通上，专注地倾听。

专注地听，还需要用心去感受。对对方的表达或情绪适当回应，让对方知道你不仅在听，而且能理解他所说的内容。必要的时候可以适当提问，让对方知道，他倾诉的内容对你来说很重要，哪怕你不一定都赞同他。用真诚的态度让对方感觉到被关注且被人理解，这样的沟通才更加有效，人际关系也会更加稳固。

113. "那些打不倒我们的，终将使我们更强大"

——如何提高抗逆力?

如前所述，抗逆力是我们在逆境里找到方向的能力，是我们在低谷里自我救赎的能力，是我们在一线生机里拼死一搏的能力。当我们身处充满竞争的社会，想要在压力中生存和发展，需要我们培养自己的抗逆力。

(1) 改变自己的负面思维:我们可以反思一下自己平时的思考模式，例如遇到问题或者失败时，我们是否习惯地将问题归咎于自己? 我们是否对自己产生了过多的质疑或者责备? 我们是否因一次错误就认定自己是一个失败的人? 我们是否因一次失败而认为自己永远都会失败? 所以，改变自己的负面思维模式，从内省中认识自己，是培养抗逆

力的第一步。

（2）让生命充满正面情绪：正面情绪是抗逆力的重要来源，一个开心的人遇到困境时会积极地应对。正面情绪如欢乐、爱可以扩展我们的行为反应，如用不同的方法调节与探索，在我们发挥创意的同时也可以建立对我们有用的资源，如新颖的想法与社交资源等。

（3）确定人生意义：心理学家观察到如果人们能够找到他们当下的生命意义，他们会有更好的机会生存。明确自己人生意义的人更能适应逆境，信仰和灵性同样可以使人提升逆境商。

因此，想要逆流而上，你必须先适应环境，才能在逆境下生存。如果困境一时难以改变，我们或许可以先照顾自己的心灵，学习如何在困难中自处。

提高抗逆力的小技巧

面对日常生活中的压力，提高抗逆力的方法如下：

（1）我们可以通过深度呼吸练习、冥想、各种放松身心的活动，来放松自己的身体和心灵。

（2）确立实际的短期目标，让自己建立自信。

（3）做意念专注的练习，让自己的注意力集中在正面的事物上。

（4）学会感恩，感谢上天和亲友的给予和扶持。

（5）学习自我安慰、宽恕以及放下不能控制的事情。

（6）寻找自身生命的意义。

（王　欣）

人格(个性)篇

RENGE (GEXING) PIAN

 导读

　　俗话说:"人上一百,形形色色。"我们一生中总会接触各种各样的人,他们或者是内向害羞的,或者是热情开放的,或者是雷厉风行的,又或是优柔寡断的。那么,怎样去认识各种类型的个性呢? 怎样能够在茫茫人海中把他们区分开来呢? 各型人格及其特点是什么? 病态的人格又是什么样子的呢? 本篇将一一为你解答,希望对你认识性格以及形成积极的人格特质有所帮助。

114. 我就是我，不一样的烟火

——什么是人格(个性)？

你知道别人如何评价你吗？你知道自己是一个什么样的人吗？在心理学中，我们使用人格(个性)概念来反映人的整体精神面貌。人格就是我们每个人在生活中的"标签"，也正是因为有了这个"标签"，我们每个人才与众不同、"独一无二"。那么，我们究竟该如何理解人格呢？

当我们谈到猪八戒时，你会想到什么？贪吃好色、贪图享乐、好逸恶劳、好发牢骚、爱占便宜等，可谓是贪、嗔、痴、惧、色、懒，一样不少。但同时他又幽默诙谐，管理得当时也能本本分分，做好分内的事，是一个让人既厌又爱的人物，是一个接近人本质的世俗人物。事实上，猪八戒给我们的这样一个整体行为模式，就是我们常说的一个人的个性，又称人格。心理学上认为人格就是社会化过程中一个人的思维、情绪和行为的特征模式及其隐藏或外显的心理活动机制，它反映的是我们在社会生活环境中一贯表现出的行为模式，是相对稳定的、可预测的心理特征。人格是心理学上一个非常重要的概念，由个性倾向性、个性心理特征和自我意识三个部分构成，具有稳定性与可变性、整体性、独特性与共同性、遗传性与社会性等基本特征。

正是形形色色的人格构成了丰富多彩的社会，每个人的人格都有独特的色彩，正如歌中所唱："我就是我，是颜色不一样的烟火！"

115. 你了解自己吗？

——自我认知的偏差

在生活中，你有没有做过一些星座测试或者性格小测验，并且觉得这些测试结果很符合自己呢？其实，这种现象在心理学上被称为"巴纳姆效应"。肖曼·巴纳姆是一位著名的魔术师，他在评价自己的表演时说,他之所以受欢迎是因为他的节目中包含了每个人都喜欢的成分,所以他能做到"每一分钟都有人上当受骗"。人们常常认为一种笼统的、一般性的人格描述十分准确地揭示了自己的特点,心理学上将这种倾向称为"巴纳姆效应",又称福勒效应、星相效应。传统的星相术、占星术实际上就是利用了人们的"巴纳姆效应"。当用一些普通的、含糊不清的、广泛的形容词来描述一个人的时候,他往往很容易接受这些描述,并认为描述中所说的就是自己。

我们来"算上一卦",看看是不是符合你:你很需要别人喜欢并尊重你。你有自我批判的倾向。你有许多可以成为你的优势的能力没有发挥出来,同时你也有一些缺点,不过你一般可以克服它们。你与异性交往有些困难,尽管外表上显得很从容,其实内心焦急不安。你有时怀疑自己所做的决定或所做的事是否正确。你喜欢生活有些变化,厌恶被人限制。你以自己能独立思考而自豪,别人的建议如果没有充分的证据你不会接受。你认为在别人面前过于坦率地表露自己是不明智的。你有时外向、亲切、好交际,而有时则内向、谨慎、沉默,你的有些抱负往往很不现实。

其实,这是一段笼统的、一般性的人格描述,可以说是一顶万能的"帽子"。认识自己,心理学上叫自我知觉,是一个人了解自己的过程。在这个过程中,人更容易受到来自外界信息的暗示,从而出现自我知觉的偏差。在日常生活中,人既不可能每时每刻去反省自己,也不可能始终把自己放在局外人的角度来观察。正因为如此,个人便借助外界的信息来认识自己,个人在认识自我时很容易受外界信息的暗示,从而常常不能正确地知觉自己。

 ## 116. 如何比较完整地认识自我?

——人格的结构

人格是一个多层次、多水平的复杂统一体。探讨人格的心理结构有助于我们了解人格的各种特征和表现,有助于我们揭示人格的本质特征。人格的心理结构主要由个性倾向性、个性心理特征和自我意识三个部分构成。个性倾向性是人们行为活动的基本动力,决定着一个人的活动倾向性和积极性,集中地表现了人格的社会实质,包括需要、动机、兴趣、理想、信念和世界观等;个性心理特征是个体独特性的集中体现,是在心理活动过程中表现出来的比较稳定的成分,包括能力、气质和性格三个方面;自我意识是自我完善的能动结构,主要反映人格对社会生活的反作用,是人心理能动作用的体现。

由于心理学家对人格概念的理解不同,他们对人格结构的理解也有所差异。比如,精神分析学家弗洛伊德把人格心理结构分为三种:一是本我,代表人们生物性的本能冲动,遵循快乐原则;二是自我,是人格的执行者,遵循现实原则;三是超我,是由于社会规范、法律、道德观念等内化而形成的,遵循至善原则。生活的自我就是本我和超我的协调统一。而美国心理学家詹姆士则把人格分为物质的自我、社会的自我、精神的自我和纯粹的自我。特质理论的心理家们认为特质是构成人格的基本单位,继而从不同的特质维度认识人格结构。

117. 冰雪消融,非一日之功

——人格可以改变吗?

俗话说:冰冻三尺,非一日之寒;冰雪消融,非一日之功。项羽是我们熟悉的历史人物。他生于秦朝末期的乱世,出身于没落的楚国贵族,少年勇武轻狂,心存大志,起兵之后杀伐谋断,一生征战,罕遇敌手,自封霸王,几乎无敌于天下。他自小深受贵族思想和儒家道德观念影响,他心中的正道是宁折不弯、坚毅刚正的,自负、刚愎自用、优柔寡断是他鲜明的个性特征。在楚汉争霸之初,谋士范增就曾多次劝谏项羽要早日除掉刘邦,鸿门宴上本来已谋划好杀掉刘邦,以除后患,可是宴席上他又被刘邦的阿谀奉承所迷惑,也十分看不上刘邦的"泼皮"之举,放过了刘邦。最后,垓下一战,四面楚歌,他落得个引剑自刎、不肯过江东的结局。他短暂的一生轰轰烈烈,充满了英雄气息,但世人不禁为他刚愎自用而导致的悲惨结局惋惜不已。

可见,一个人要改变自己,绝不是一朝一夕就能实现的。这就是人格的稳定性,一个人的心理行为模式是其成长和经验积累的产物,是在长期的社会文化生活中逐渐形成的,一旦形成就轻易不会发生改变。正是人格的稳定性,才使得我们每个人的心理行为活动是相对固定的,也为我们预测、评估人们的人格特征提供了可能。但是,人格的稳定性并不排斥其可变性。由于现实生活的多样性和多变性,我们的人格特征在某些方面还是会发生或多或少的变化。

118. 世上没有两片完全相同的树叶
——什么让我们成为独特的存在?

千人有千面,心有大不同。三国魏·曹植《与杨德祖书》:"人各有好尚,兰茝荪蕙之芳,众人所好,而海畔有逐臭之夫。"大意是:人们各有喜好,兰、茝(古书上的一种香草)、荪(古书上的一种香草)、蕙(兰花的一种)的芬芳,众人喜欢闻;不过,在海边上也有喜欢追着臭味跑的人。

在芸芸众生之中,我们每一个人都是独一无二的。让我们与众不同、有别于他人的,就是人格的独特性,它就好像是我们每个人的标签。由于我们每个人的遗传基因、家庭背景、教育文化、成长经历以及社会生活环境的不同,就会形成各自独特的人格特征。这就使得我们在想象身边熟悉的人的时候,除了外貌外,往往更容易想到其有别于他人的行为模式及其特点,能够很快地把他从茫茫人海中清晰地区别开来。需要注意的是,人格的独特性并不意味着人与人之间的个性毫无相同之处。事实上,人与人之间还存在一定的共同性,比如在一定社会的群体、某一民族或某一文化背景下,一些人群可能具有某些共同的典型人格特征。

人格的形成和发展

人格反映的是一个人整体的精神面貌,是一个人独特而稳定的心理行为模式。那么,人格究竟是如何形成和发展的呢?当代心理学家普遍认为,人格是遗传和社会环境交互作用的结果。人格的形成离不开生物遗传基础,个体的神经系统(尤其是大脑)、体内生化物质是人格的基础。在此基础上,遗传因素与后天的社会环境因素(家庭、学校、社会文化等)的交互作用逐渐形成稳定的人格。对于人格的发展,不同的心理学理论学派的观点也不相同,甚至还有争议之处。但是普遍认为人格发展具有一定的年龄特征,也就是处于同一年龄阶段的个体,有着相似的生理、心理变化和类似的环境影响,称为人格发展的阶段理论。人格发展主要有以下三个特征:① 人格发展具有阶段性,个人在不同年龄阶段都存在着各阶段的特征,且不同阶段的特征也存在明显区别;② 各种不同的人格变化特征一般都会在特定的年龄显现出来,不同的个体会有一些差异,但总体来说,都会在一个预期的时间段发生;③ 各阶段的人格特征出现的顺序是固定的,每个年龄阶段都有特定的人格发展任务,每一阶段都是在前一阶段的基础上发展,同时又为下一阶段的发展做好准备。

 119. 为什么说一方文化养一方人?

——人格的文化因素

一方水土一方乡愁,一方水土一方文化。忘不了的是乡愁,抹不掉的是家乡留在我们身上的烙印,无论走到哪里,我们都会发现,每个人身上都有典型的家乡特征,这就是一方文化养一方人。比如,当我们谈到北方人时,就会联想到粗犷、豪迈、直接;而对于南方人,我们更多想到的是温和、细腻、委婉。我们每个人都处在特定的社会文化之中,文化对人格的影响是极为重要的。一定的社会文化因素会使得生活在其中的群体产生相似的人格特征。另外,不同的社会文化又会形成相对特定的人格特征,社会对个人的影响力因文化的强弱而异,产生的影响也不同。所以,这就要求我们要正确认识不同群体的差异。比如,法国人见面时直接亲吻以表示亲切,而中国人见面多是以握手来表示亲切和尊重。如果在中国见面的时候直接亲吻对方,就会让人感到诧异,甚至会让人感到特别的不舒服和尴尬。为此,我们在日常生活中要学会入乡随俗,注意尊重他人,多尝试理解和倾听,只有站在不同文化背景中理解问题,才能避免不必要的尴尬。

 # 120. 你身边有"伪娘"与"女汉子"吗?

——人格的性别因素

"伪娘"与"女汉子",一弱一强,一柔一刚。提到伪娘,我们可能就想到了一股娘娘腔、油头粉面、举止娇柔的女儿心的男儿身;谈及女汉子,我们就想到了个性豪爽、不顾穿着、行为粗鲁的男儿心的女儿身。事实上,我们这样认为,主要是因为我们受限于对男女人格特征的传统认知,即所谓性别刻板印象。性别差异是人类社会中最基本的一种群体差异,大多数人会认为女性多愁善感,具有服从性,易受暗示;而男性具有独立、攻击、占有、冒险等人格特质。这些也是我们的传统认知,事实上,男人和女人的特质的相似之处比不同之处要多得多。

男女之间的人格特质不同主要是由社会文化影响的,而性别角色自个体出生之后即开始形成和发展,是父母对孩子的一种传统期望。比如我们国家传统的男主外女主内的社会分工,更倾向于要求男性从物质上对家庭承担责任,要求男性形成更独立、更刚强的人格;女性则多被要求充当贤妻良母的角色,性格上更加内敛、含蓄和忍耐。随着社会文化的发展,以及东西方文化的交融,这种传统的模式正在被打破,男女之间的人格特质也在发生着变化。

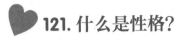

121. 什么是性格?
——"性格"与"人格"的关系

"宁使我负天下人,休叫天下人负我。"这句话让我们想起了一代枭雄曹操,他因多疑而误杀吕伯奢的儿子,后又担心被告发而杀死吕伯奢,反映了他生性多疑、奸诈、残忍的性格。在日常生活中,有的人害羞谨慎,有的人热情奔放;有的人做事懒惰,拖延马虎,有的人工作积极,认真负责。这些心理特征就是人们的性格差异。

我们对性格这个词比较熟悉,在描述某人时,我们都会说:他性格开朗、乐于助人、比较谦和、对人热情等。性格指的是一个人对现实的稳定态度以及与之相适应的习惯化了的行为方式,也就是人们在生活中,对各种有关事物产生一定的看法,做出一定的选择,采取一定的行为方式的过程。我们可以从四个方面来理解性格特征:① 态度特征。是个人对待事物态度方面的性格特征,包括对人、对社会、对工作和对待自己的态度特征。② 理智特征。是指人在感觉、知觉、记忆、思维和想象等认知方面的性格特征,如有的人想象力丰富。③ 情绪特征。是指人在情绪的强度、稳定性、持久性和积极性等方面的性格特征,如有的人情绪急躁、难以控制。④ 意志特征。是指人对自己意志活动的自觉调节和调节水平方面的性格特征,如有的人独立自主,有的人则易受暗示。当以上四个方面的性格特征体现在某个人身上时,就形成了这个人特有的性格结构,影响并制约着这个人的行为。

那么,性格与人格有什么不同呢? 性格是人格的一部分,更强调人对现实的态度和行为方式概括化与定型化的结果;而人格反映的是人整体的精神面貌,是一个人独特而稳定的心理倾向和心理特征的总和。另外,性格的形成更多的受社会环境的影响,一经形成,虽比较稳定,但可塑性较强。而人格是在先天遗传的基础上,个体在社会化过程中形成的独特而稳定的心理行为模式。总之,性格是人格的一个重要部分,是人格特征中最具有核心意义的心理特征。

122. 别让不好意思害了你

——什么是内向型性格?

瑞士心理学家卡尔·荣格根据心理能量的活动方向,把人的性格分为内向型和外向型。内向型的人,其心理活动能量更多的是趋向于自身内部,按自己对客观事物的认识来活动。内向型的人感情深沉、处事谨慎,多内省,多愁善感,内心活动丰富,敏感、细心、喜欢独处,孤僻寡言,不善交往、含蓄、安静,常与人保持一定距离,喜深思,耐受性强,反应缓慢,稳重而少冲动。这些特征往往会使得人们对内向型性格者产生偏见,甚至认为内向是贬义词。我们要正确认识内向型性格,内向型性格与外向型性格并无本质上的好坏之分,关键还是要看自己如何扬长避短,如何在外向和内向性格之间取舍。美国的一项心理学调查发现,全球最成功的100个人中,有40%是内向型人格。所以,如果你是内向者,也不必感到焦虑和不安,做好自己最重要。如果你是典型的内向者,希望改变自己以更好地适应社会发展。那么,你首先要科学地认识自我,克服盲目的自卑;你可以学会接受自己,尤其是接受自己认为的"不完美";你可以尝试着培养自己的兴趣爱好,多进行表达沟通,但无需强迫自己。

123. 每个细胞都在跳舞

——什么是外向型性格?

阳阳是一个非常活泼好动的小女孩,除了睡觉外,天天都处于亢奋状态,尤其是嘴和脚,嘴巴不是在哼歌,就是在说话,俩脚丫子永远都在踩点,让人觉得她身上每个细胞都在跳舞。父母几乎都希望自己的孩子性格外向,活跃,喜欢表达,他们认为外向型性格会让孩子快乐。人们之所以认为外向型性格的人更快乐,主要是因为外向型性格的人更喜欢与人交往,参加娱乐活动、聚餐等,容易产生幸福感;另外,外向型的人对奖赏更加敏感,遇到积极反馈时,他们会比内向型的人更加高兴。

那么,我们是不是就可以认为外向型性格一定比内向型性格的人快乐呢? 答案是不一定。例如,外向型性格的孩子的缺陷也有很多:好动,经常招惹麻烦,做事情不够专注,容易开小差,注意力不集中等,甚至容易冲动,不考虑后果。对于极度外向的人而言,要正确认识自己的优点与缺点,学会有效地控制自我,通过做一些专注性要求高的任务,发展自己的坚持性和自制力;为自己设定合理可及的目标,学会排除干扰;通过行为训练来调整行为,学会管理情绪。

总之,我们对内向型、外向型性格的认识不能局限,要正确地认识性格特征的"优点"与"缺点",更好地适应社会生活。

关于坚韧人格的研究

美国心理学家科巴萨在1975年对管理人员进行了长达12年的研究后,提出了坚韧人格的概念,认为坚韧人格是一组能够帮助人们管理应激的态度、信念和行为的特质,包含积极向上的特征。它包括三个子概念:投入、挑战和控制。其中,投入指个人对于事物目的和意义的感知,面对压力不逃避困难及责任,能积极地参与其中;挑战指个人认为变化是生活的常态,把变化看成是成长的促进力量,而不是对安全的威胁,面对压力勇于挑战自我;控制指个人在不利的条件下,面对压力能控制情绪,努力通过自身行动影响周围事件。有学者把这三个部分称为坚韧人格的"3C"结构,这三个部分必须共同具备,三种成分相辅相成,缺一不可。

坚韧人格可以调整个人对压力的评估,使它变得不那么可怕,并推动个人积极面对压力的挑战。有研究表明,高坚韧人格可以降低人对应激的感受和躯体反应,提高人的应对能力,并增强人的自尊和自信,还可降低个人因压力而患病的概率。科巴萨认为坚韧的人应具备以下三种特征:① 拥有一种能控制和影响他们所经历的事件的信念;② 具有投入或专注于其所参与的活动的能力;③ 将变化看作是一种具有更长远发展的令人激动的挑战。

124. 好脾气是你人生的一笔财富
——什么是气质？

"北方有佳人，绝世而独立。一顾倾人城，再顾倾人国。"这是汉朝李延年为汉武帝献歌时形容姿色、气质出众女人的诗句。我们生活中所讲的气质更多地是形容一个人的形象外貌、梳妆打扮、谈吐举止等带给人的主观感受，但此气质并非心理学上的气质。心理学对气质的定义是：它是人的高级神经活动类型特点在行为方式上的表现，是人心理活动的动力特征。心理活动的动力特征是指人们心理活动的强度、速度、稳定性和指向性等。气质受遗传因素影响较大，每个人生来就具有一种气质倾向性，是人格形成的基本要素。事实上，气质是一个古老的概念，日常生活中一般指脾气、性情、秉性等。古希腊著名医学家希波克拉底按人体内四种体液的多少区分和命名气质，提出了多血质、黏液质、胆汁质和抑郁质四种类型，后来心理学家对气质不断研究，一直沿用这四种类型的命名。

气质相对于性格来说更为稳定，可塑性极小，变化也较慢，它表现的是人在情绪和行为活动中的动力特征。相同气质类型的人可能有不同的性格特征，性格特征相似的人可能气质类型也不同。一般来说，一个人的气质在童年期就表现得比较明显了。随着个人成长以及生活经验的积累，个人的某种气质特点逐渐被社会化过程中获得的性格所掩盖。到了成年，气质与性格的交织表现出的一个人特定的态度和行为模式，就构成了人格的主要内容。

125. 风风火火闯九州
——胆汁质气质的表现有哪些？

李逵是《水浒传》中梁山好汉之一，绰号"黑旋风"，具有纯朴、粗豪的品质,反抗性很强,对朋友很忠诚,但暴躁易怒、脾气急、易感情用事、好冲动等。有一次,李逵去江边买鱼,等不及船家回来,便跳上船抢鱼,不但把鱼都放跑了,还惹怒了"浪里白条"张顺,结果被张顺诱到水里好好教训了一番。

李逵的这类特点就是胆汁质的典型特征。我们熟悉的还有"猛张飞",这类人往往精力充沛、动作有力、性情急躁、情绪易爆发,体验强烈且外露,不易自制,易冲动。其积极的一面就是这类人多直率热情、精力旺盛、刚强,表里如一;而消极的一面则是这类人多急躁冲动,常感情用事,可能会造成事与愿违的结果。所以,对于胆汁质的人而言,要学会克服缺点,努力培养自我克制的能力。如果是孩子的话,这类孩子的胜负欲和好胜心很强,家长要学会正确引导孩子争强好胜的意识,激发孩子的探索精神,维护孩子对学习的好奇和热情。

126. 爱好如海,无一抵岸
——多血质气质的表现有哪些?

我们在看电视剧《西游记》时,都非常喜欢孙悟空活泼好动、灵活多变的特点,他一刻也不安分,兴趣经常变换。还记得孙悟空偷吃蟠桃的情节吗?他看到一个桃子,就迫不及待地咬一口,又看到其他桃子,就丢了手中的,去吃下一个,哪一个都没有吃完,好不可惜啊!孙悟空身上这种有朝气、热情、活泼、爱交际、有同情心、思维活跃的品质,但同时又容易出现变化无常、粗枝大叶、浮躁、缺乏一贯性等特点,就是多血质的典型特征。多血质的人一般活泼,易感好动,敏捷而不持久,适应性强,注意易转移,兴趣易变换,情绪体验不深刻且外露。

多血质气质的人需要注意的是如稳定性差、缺少耐心、见异思迁等方面的不足。多血质气质的人一般易于适应环境变化,善于交际,在工作、学习中精力充沛而且效率高。对于这类孩子,家长要学会包容孩子不稳定的小脾气,训练孩子的注意力,激发孩子内在的积极因素。

127. 滴落的眼泪, 惊醒了忍耐

——黏液质气质的表现有哪些?

林冲可谓是《水浒传》中的悲情人物, 自己一身高超武艺, 作为八十万禁军的枪棒教头处事稳重、踏实, 但面对妻子被人家调戏、高俅的报复, 居然逆来顺受, 最终落得个家破人亡, 被逼上梁山。在林冲身上就体现了黏液质气质人物的典型特征。这类人一般安静沉着, 平和执著, 注意稳定, 善于忍耐, 情绪反应慢且不轻易外露, 容易冷淡, 比较适合从事需要集中精力、自制力强的工作, 如科学家、程序员等。

黏液质的人一般稳重安静、行为偏内向, 有些死板, 缺乏生气。所以, 对于黏液质的人, 我们需要注意培养其生气勃勃的精神。黏液质的孩子往往易逃避问题、不善言谈、行动迟缓、主动性差、做事循规蹈矩、缺乏激情, 家长要在日常生活中多多留意观察孩子的变化, 多多夸奖与鼓励, 积极引导孩子的正向情绪。

128. 一旦有事便是无眠夜

——抑郁质气质的表现有哪些?

"两弯似蹙非蹙罥烟眉, 一双似喜非喜含情目。"这句话形象地描述了林黛玉的特点。《红楼梦》给我们印象最深的恐怕就是林黛玉多愁善感的形象了。她生性敏感, 别人无意间的一句话、一个举动都可能让她浮想联翩, 大家都不愿招惹她, 贾府中能与黛玉相处得来的少之又少; 她孤僻又易伤感, 看到落花流水会感伤落泪, 在其他姐妹嬉戏玩耍的时候, 常常独自一人去桃树下葬花。林黛玉这种气质类型就是抑郁质的典型特征。

抑郁质的人一般反应迟缓, 动作缓慢, 敏感、怯懦, 情绪体验深刻、持久, 且不易外露, 易伤感、孤僻, 善于观察小事细节, 容易受外界干扰, 情

绪化,缺乏安全感。这类人虽然多愁善感,但多有才华、心思细腻。对抑郁质的人需要给予更多的体贴和关爱。对于抑郁质的孩子,家长要给予更多的耐心和理解,用温和的语言进行耐心的交流,避免一些敏感词汇伤害到孩子,增加孩子的安全感。

(参见情绪篇第47问)

 ## 129. 性情大变就一定是情绪问题吗?
——人格改变

盖奇是一名建筑工头,他在铁路上从事建筑工作,主要负责使用火药炸开岩石。1948年9月的一天,他把火药填塞进山洞后,一时分心,在无防备下引爆了火药,爆炸所喷出来的一根3.5英寸(1英寸=0.0254米)的铁杆冲入了他的左颊,刺穿颅骨,从头顶穿出。不可思议的是,盖奇竟奇迹般地幸存了下来!

不过,康复后的他,心理却发生了巨大的变化。他性情大变,不再能很好地控制自己的脾气,不再严肃,不再勤奋,不再充满活力,变得不顾他人,行为不计后果。身边的人都说盖奇再也不是"盖奇"了,他的身体还活着,但里面似乎装了一个全新的灵魂。盖奇的这种情况就是人格改变。人格改变不同于人格障碍,人格改变是指由于某种特殊原因导致的人格的显著变化,是获得性的、继发性的,通常出现于成年后,个体原本是正常的,由社会心理因素、脑部器质性疾病或损伤、严重的精神疾病等因素引起。随着个人境遇的好转或疾病的康复,人格改变可以得到改善或部分改善。

130. 一样的人，不一样的眼神

——什么是人格分裂？

历史上有关人格分裂的首次文献报道，是1815年由安德鲁·埃利科考提出的有关玛丽·雷诺尔兹身上出现的两种人格的发现。玛丽生于英国一个虔诚信仰宗教的家庭，4岁随父母迁至美国宾夕法尼亚州定居。长大后她成了一个虔奉宗教、性格孤僻和心情抑郁的女子。19岁时，她突发一种莫名其妙的疾病，其中一次让她接连几周视力和听力全部丧失。后来又有一次发作使其一度完全丧失了记忆，她的人格也发生了巨大的变化，她成了一个性情开朗、喜爱交际和常在户外活动的女子，甚至笔迹也与以往不同。可5周后，她突然陷入沉睡之中，醒来后她又重新恢复到过去的状态，而且竟然对自己发生过的巨大变化一无所知。就这样，这两种人格在她身上不定时地交替出现。直到36岁，她的第二种人格才占据绝对优势，并一直伴随到她生命的结束。

人格分裂在学术上又被称为解离身份障碍，一般也称为多重人格，表现为身份的瓦解，出现两个或更多的相互独立的人格状态，伴有明显的自我感及主体感的中断。每种人格状态均有其独特的体验、知觉、构想以及与自我、身体、环境相关的模式。一般认为与童年创伤、成长过程中防御能力的习得、不良环境、分离性素质以及缺乏外部支持等有关。

 131. 人无完人，金无赤足

——什么是人格缺陷？

有一个学生对自己的个性不满意，觉得自己不够优秀，缺乏信心，不喜欢自己。老师问他："你觉得是一粒金子好，还是一堆泥土好呢？"

学生答:"当然是金子啊!"老师笑着说:"假如你是一颗种子呢?"学生恍然大悟:这个世界上并没有绝对的好与坏,适合自己的,就是最好的。

我们每个人都要正确认识自己的人格特征。可以肯定地说,几乎所有的人在其人格特征的某些方面都会或多或少地存在着缺陷或问题,我们称为人格缺陷或人格偏移,但这不属于人格障碍。人格发展缺陷是介于健康人格与人格障碍之间的一种人格状态,表现为人格发展的不良倾向。需要强调的是,由于性格是人格的核心特征,人格发展缺陷绝大多数都表现为性格的偏移。所以,人们日常感受较多的就是对自己性格上的不满意,如觉得自己太内向、比较敏感、怯懦等。我们每个人都要正确认识和面对我们自身人格特征上的不足,善于发现自己的优点,学会运用自我调适方法,接纳和改善自我,从而不断实现人格的完善。

 ## 132. 人格障碍是精神病吗?
——人格障碍

在19世纪初,法国医生比奈尔报道了一个病例:一成年男性因被一女性言语激怒,而将其投入井中,该男子幼年时有求必应,成年后骄纵跋扈,易激惹,动辄就引起其强烈的愤怒,狗近前会将它踢死,马不安时就对其无情鞭打。比奈尔医生将其命名为"不伴妄想的躁狂症"。按照当前的诊断标准,该男子实际就是人格障碍的一种——反社会型人格障碍。而人格障碍和我们平常说的精神病完全不是一回事,从严重程度上看,它没有精神病严重,但比心理问题严重。

人格障碍指的是18岁以上的成年人在认知内容、情绪释放、冲动行为控制和人际关系等方面的异常,这些异常显著偏离特定的文化背景和一般的认知方式,明显影响其社会功能和职业功能,造成一定的社会适应不良,可能会给他人或自己带来痛苦。人格障碍的病因比较复杂,有一定的遗传倾向,还与童年生活经历、教育教养方式以及不良的社会生活环境有关。人格障碍有多种类型,包括偏执型、分裂样、分裂型、反社会型、表演型、自恋型、回避型、依赖型、边缘型等。对各种类型人格障碍的矫治,要以心理治疗为主,一般需要较长的时间。

 ## 133. 淡去偏见猜疑,让生活简单美妙
——偏执型人格障碍的表现有哪些?

张某,男,37岁,某企业技术部门负责人,自小在人际交往时就处处提防他人,不愿与人深交。在中学学习阶段,他的成绩比较突出,但与同学关系不好,他认为社会上尔虞我诈,需要处处提防,时常怀疑同学"使坏"影响他学习,还认为同学们是由于嫉妒其才能,不愿意与其交往。近期,在工作中他和同事关系紧张,领导和同事似乎都不愿意和他亲近,有同事谈论到他,他也认为是同事故意搞鬼欺负他,要把他"拉下马",心中耿耿于怀,找同事理论后,不欢而散。我们可以看出,张某主要的表现就是对他人的不信任和猜疑,这是偏执型人格障碍患者的典型特征。

偏执型人格障碍患者可以说是敏锐的环境观察者,能注意到大多数人不太注意甚至根本不会关注的细节信息,且坚持认为这些信息是有意义的,并花费精力去探索,试图弄清他人的真正意图。这类患者还会对真实存在或感知到的批评及否定非常敏感,会表现出愤怒情绪,并怀恨在心。偏执型人格障碍患者多表现固执、敏感多疑、心胸狭隘,自我评价过高,认为自己过分重要,排斥批评与否定,表现出冲动攻击行为,深信他人长期试图欺骗或者剥削他们,担心被人伤害,常会过度警惕并证实其怀疑的证据,容易发生病理性嫉妒。一般多见于男性,患者一般不会主动或被动寻求医生帮助。

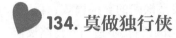

134. 莫做独行侠

——分裂样人格障碍的表现有哪些?

王某,男,30岁,公司职员。患者自小性格孤僻,不愿与人交往,工作后独居,仍不与人交往,只顾埋头工作,从不参加公司组织的活动,玩电脑游戏是其主要爱好。后因工作调整至其他岗位,王某对新工作并不适应,一直沉默寡言,独来独往,拒绝他人提供的帮助。患者一直单身,没有恋爱经历,总是回避家人给他介绍朋友,也不参加朋友聚会,对朋友漠不关心,甚至对父母也不关心。孤僻、不愿与人交往、情感冷漠是王某的主要问题。王某可以被诊断为分裂样人格障碍。

分裂样人格障碍患者通常是"独行""冷漠""孤僻""无趣"的。患者表现出社交关系的脱离和人际交往中情绪表达范围的受限,对发展亲密关系漠不关心,没什么事能引起他们的兴趣,积极情绪体验和表达都很少,在与人的交往中体验不到快乐,对他人的赞美或批评都显得无所谓,自认为人际交往是无用的、麻烦的、侵入性的,偶尔有患者会谈论到在社交中体验到的痛苦。分裂样人格障碍患者在临床上非常少见,在寻求治疗的患者中,男性多于女性。

135. 我有超能力

——分裂型人格障碍的表现有哪些?

陈某,男,20岁,在读大学生,同学们都觉得他很古怪,平时比较内向、害羞,时常会莫名地发笑,他关心的事常常和同学们的关注点明显不同,经常说有种神秘的力量围绕着他,觉得自己拥有"超能力"。他和同学们交流时也对不上拍,往往不得要领,讲的话让人难以理解。他觉得同学们不能理解自己的特殊能力,不愿意和他接近,因而常常独来独往。陈某的这些表现符合分裂型人格障碍的特征。

分裂型人格障碍是一种社交和人际关系缺陷的普遍模式,有认知或感知方面的歪曲和古怪行为,表现出离奇的语言、不适当的情绪反应以及怪异的行为,表现为外表和观念古怪,沉浸于神秘的思考,有的患者觉得自己有"超自然"体验。患者有社交焦虑,与人相处时会感到不安,难以建立人际关系,缺少朋友。一般认为该障碍与精神分裂症有关,其特征表现处于分裂样人格障碍和精神分裂症之间的边缘地带。与精神分裂症相比,该障碍的症状程度较轻,且患者始终维持着与现实的联系。国外有研究提示,该障碍在总人口中的患病率约为3.9%,在寻求临床治疗的患者中,男性更多见。

136. 行走的导火索

——反社会型人格障碍的表现有哪些?

黄某,男,19岁,因反复违纪被所在学校予以严肃处分,产生"自杀"念头,于是决定到黄山自杀,服用安眠药后被人发现,经抢救后清醒。第二天黄某自行出院,四处游荡,企图撬车,被车主发现后他被扭送到派出所。民警批评教育后,将其暂留宿所内。后他又因撬武警的汽车,与武警发生冲突,愤愤不平,于是他溜回派出所,找到两把菜刀,潜入武警部队的厕所,待武警小解时报复武警,造成一名武警背部多处砍伤,后来被武警制服。黄某自幼受到家庭百般溺爱,有求必应,若不能满足便大发雷霆。他从上小学起就不断打架、逃学和对抗师长,喜欢虐待小动物。中学后,他违纪不断,行为方式与人格格不入,被学校劝退。黄某后被诊断为反社会型人格障碍。

反社会型人格障碍又称为悖德型人格障碍,是一种以行为不符合社会规范为主要特点的人格障碍,行为异常的主要表现是缺乏自我控制能力,冷酷无情,人际关系短暂、不负责任、冲动和易激惹,缺乏罪恶感和悔恨,并且不愿承担责任。这类患者在日常生活中往往会戴着心智健全的面具,看起来很正常,甚至让人觉得富有魅力、善解人意。但是,仔细分析患者的过往经历,会发现他们在行为、自我意识、人际关系和认知方式等方面都存在功能障碍。患者在童年期可能有品行障碍或相关的异常行为,如撒谎、逃学、斗殴、离家出走等,有的可能患有注意缺陷与多动障碍。一般而言,反社会行为在青年时期易发,随年龄增长而逐渐减少,也有些人终身存在只顾自己、侵犯他人的行为。反社会型人格障碍对社会影响严重,与违法犯罪行为关系密切,且犯罪的表现形式多种多样,各种暴力伤害、偷窃及破坏公物等犯罪行为均可出现。

137. 我是一个没有"皮肤"的人
——边缘型人格障碍的表现有哪些?

杜某,女,25岁,因抑郁、有自杀想法并曾发生割腕行为等问题寻求治疗。患者近期因被男朋友"分手",情绪低落,发生割腕行为。患者情感进程一直不顺利,谈过几个男朋友,但关系总是时好时坏。患者常常感到空虚、忧伤,有时又精力旺盛,脾气急躁,整夜不睡。身边人也反映她脾气变化大,容易失控,就像一个没有"皮肤"的重度烧伤患者那样,稍微一碰,就会情绪爆发。患者平时多独自待在自己家里,在网络上过度消费,无节制饮酒。杜某被诊断为边缘型人格障碍。

边缘型人格障碍是一种以情感、人际关系、自我意象不稳定和冲动行为为特征的复杂而严重的人格障碍。主要表现为自我认同混乱,担心被抛弃,缺乏自我目标和价值感,对自我身份认同混乱,如对自我形象、自己的目的及内心偏好等模糊不清,导致生活中容易出现矛盾;情绪易冲动,难以控制愤怒,情感大起大落,往往有强烈的焦虑情绪,易愤怒、忧伤、惊慌、恐惧、羞耻等;人际关系极其不稳定,人际冲突时有发生,很难建立亲密的关系;长期感到空虚,同时又非常惧怕孤独,会通过一些刺激性行为,如饮酒、滥交、吸毒等来排解空虚和孤独感,行为冲动,有自伤或自杀行为。边缘型人格障碍是临床上常见的一种类型,一般起病于成年早期。研究提示,边缘型人格障碍的女性患者多于男性,并具有高自伤和自杀的风险。

138. 人生如戏,全靠演技
——表演型人格障碍的表现有哪些?

吴某,男,24岁,外企员工,一个月前,女朋友向吴某提出分手,其女友认为他比较矫情、事多,两人性格不合。据了解,吴某平时非常在意自己的打扮,常常穿着自己认为非常时尚的衣服,如头戴鲜艳的头巾,手上戴着奇异的艺术品等。吴某还常以自己的喜恶来评判周围的人和事,行为举止比较张扬,与别人交谈时,总想让别人谈及自己的形象如何出众、能力如何优秀等;当别人谈及其他话题时,他往往心不在焉,或千方百计地将话题转向自己。吴某的这种人格特征就是表演型人格障碍的典型特征。

表演型人格障碍患者认为自己不能被别人忽视,尤其是在公共场合下更希望得到别人的关注。患者情绪多不稳定,容易激动,情感肤浅,易把想象当作现实,不停地追求新鲜刺激的生活,言谈举止不成熟,让人感觉其还像个儿童。由于情绪变化较大,常常造成人际关系不稳定,很难建立稳定、令人满意的关系。为了吸引别人的注意,其外表和行为往往相当戏剧化、情绪化,同时也会带有性挑逗和性诱惑,言谈风格可能富于戏剧性,但多是非常主观而缺乏细节的,往往被认为是以自我为中心、爱慕虚荣的。在临床上,女性相对于男性来说,更可能被诊断为该障碍。

139. 我的眼里只有我
——自恋型人格障碍的表现有哪些?

李某,男,39岁,无固定职业。李某大学毕业后曾就职于当地一家国企,一年后觉得不能发挥其才能,自动离职。后他多次变换工作单位,在每个单位工作时间都不长。近两年,李某一直未找到令其满意的工作。最近他在亲友的公司里打工,平时工作压力不大,收入不高,情绪压抑且低落。李某认为自己有能力,完全可以自己创办一个公司,常常以成功人士自居,或者炫耀自己有很多商业界朋友,喜好侃侃而谈,但很少有实际行动。对于工作中的不如意,他更多的是归咎于别人的失策,总认为自己考虑得都很全面。李某的特征是自恋型人格障碍的典型特征。

自恋型人格障碍患者主要是以妄自尊大和盲目地关注于成功、对权力的幻想为主要表现,常常会夸大自我价值,过于自负,幻想巨大的成功、权力等,认为自己与众不同,自己的想法或观点是独特的、有价值的,无根据地夸大自己的才干,相信自己是"特殊人才"或有"特别能力";不能理解他人,缺乏将心比心的共情,容易妒忌他人;喜欢利用他人,而不顾及他人的感受,其人际交往多是以利益为目的;自尊心脆弱,常常期许特殊照顾或礼遇,稍有不如意时会有自我无价值感,从而出现抑郁心境。这类人通常有社会退缩行为和普遍性的人际关系障碍,社会适应能力较弱。

140. 一个人的孤独
——回避型人格障碍的表现有哪些?

赵某,男,28岁,事业单位员工。赵某常常因参加单位组织的活动而犯愁,甚至压抑、痛苦,并导致了失眠。赵某自小就比较孤僻,一说话就脸红,上课时从不主动举手发言,被班上同学视为胆子最小的一个。工作后,在单位他只会埋头做事,不会主动表达,更不会主动和同事们交流,几乎不参加单位或同事组织的活动。赵某一直和父母一起居住,不与人交往,亲戚多次给他介绍对象,也未能成功。其本人诉说,内心也想与他人交往,但总是担心被嘲弄,觉得自己缺乏能力。赵某的表现符合回避型人格障碍的特征。

回避型人格障碍患者的主要特点是心理上自卑,行为退缩,社会生活中多采取回避态度,不敢应付挑战。患者因为担心被嘲笑或羞辱而回避社会交往,越是人多越紧张,导致患者长期、全面地脱离社会。本症与社交焦虑不同,社交焦虑患者交往回避的内容多是局限或特定的,而回避型人格障碍患者则是持久和泛化的,他们有不安全感,自卑,在社会交往中显得笨拙、不自信。该类型人格障碍患者在幼年或童年时期就开始表现出害羞、孤独、害怕见陌生人、害怕陌生环境等,到了成年以后,患者仍然存在这些问题,并对社交和职业功能产生严重影响。

141. 没有你,我无法呼吸
——依赖型人格障碍的表现有哪些?

李某,女,23岁,在读研究生,对学习生活很不适应。李某是独生女,家境殷实,从小到大一直在父母身边,生活的点点滴滴都是父母帮她办好,甚至穿什么衣服、看什么书都要询问父母。李某考研后离开了父母,来到另一所城市学习,天天都要打电话给父母,大事小事都请父母帮她拿主意,经常感到害怕、无助,觉得自己快坚持不下去了。李某的状态是依赖型人格障碍的典型特征。

依赖型人格障碍是一种由于过度地需要被人照顾而导致的顺从、依附且害怕分离的行为模式。患者缺乏自信心,常感到孤独无助,生活上随时需要有人在身边帮助,独处时会感到不适;平时自己很难做出抉择,害怕承担责任。对人际交往很焦虑,这种焦虑多是因为内心深处渴望得到他人的关心的需要,而不是担心被批评;极度依赖别人,甚至会为了获得他人的关爱迁就和屈从他人不合理的要求。流行病学调查提示该类型障碍的终身患病率较低,女性多于男性。

 142. 学会善待缺憾,接纳方能完美
—— 强迫型人格障碍的表现有哪些?

生活中总有些人对自己比较苛刻,不能接受缺憾。例如,周某,男,32岁,是一家合资企业的财务主管,他自小学习优秀,一般都是名列前茅,稍有退步,就非常纠结。工作后,他做事认真,一丝不苟,自律性很强,平时从不迟到、不早退,工作中对已做完的事总是不放心,要一遍一遍地检查,甚至回到家后还会突然想到工作中的"小差错",一定要赶到单位复核。同事们都认为他生活古板,办公用品或私人用品都是刻意摆放,什么事都计划得很仔细,相处困难。周某的这种情况就是强迫型人格障碍的表现。

强迫型人格障碍是一种沉迷于追求秩序、完美和对人际关系的控制,缺乏灵活性、开放性和低效率的普遍模式。患者的主要特征是情绪限制、强调秩序、坚持执拗、犹豫不决、追求完美,表现出做人做事过分认真,特别注意细节,在异乎寻常的责任心下,会以一种严格的标准要求自己,思想保守,做事呆板,行为拘谨,小心翼翼,不会放松自己,常使自己处于焦虑和紧张之中。强迫型人格障碍多见于年长的儿童,男性多于女性。除了遗传因素外,家庭教育、生活经历等社会因素和该障碍的发生直接相关。

143. 没有完美，但可以接近完美
——如何培养积极的人格特质？

伟大的无产阶级革命家、政治家、军事家和外交家周恩来，深受世人爱戴，堪称世人的楷模。他一生十分注重个人修养，在1943年写了著名的《我的修养要则》，共分为七条："一、加紧学习，抓住中心，宁精勿杂，宁专勿多。二、努力工作，要有计划，有重点，有条理。三、习作合一，要注意时间、空间和条件，使之配合适当，要注意检讨和整理，要有发现和创造。四、要与自己的、他人的一切不正确的思想意识做原则上坚决的斗争。五、适当地发扬自己的长处，具体地纠正自己的短处。六、永远不与群众脱离，向群众学习，并帮助他们。过集体生活，注意调研，遵守纪律。七、健全自己的身体，保持合理的规律生活，这是自我修养的物质基础。"他不断以此反省自己、要求自己和完善自己，一生中励行不断。

生活中没有完美的人，更不可能没有波折，关键是如何认识和对待。积极心理学相信在每一个人的内心深处都存在两股对抗且共存的力量：一股力量是消极的，它代表压抑、侵犯、恐惧、生气、悲伤、悔恨、贪婪、自卑、怨恨、高傲、妄自尊大、自私和说谎等；另一股力量是积极的，它代表喜悦、快乐、希望、负责任、宁静、谦逊、宽容、仁慈、慷慨等。这两股力量共存共生，谁都可能战胜谁，关键是看如何进行自我人格培养和发展，个体是在给哪一股力量注入新的能量，在给哪一股力量创造适宜的生存环境。

人类心理与行为的生理基础是脑的功能，它具有巨大的潜能，每一个人都可以以模范人物为榜样，通过不断学习、积极改变，逐步养成积极的人格特质。一旦形成积极的人格特质，人们将会始终保持乐观向上的状态，去面对一切困难和问题，实现人生的理想与价值。

（吴金庭）

心理健康释疑解惑**300**问

人际关系篇

RENJI GUANXI PIAN

　　钱钟书先生说过："你要打开人家的心,你先得打开你自己的;你要在你的心里容纳人家的心,你先得把你的心推放到人家的心里去。"当今社会人与人之间的交往越来越密切,人际关系是社会生活中的重要内容。那么如何认识人际关系?如何处理人际关系?人际沟通有哪些方法和技巧?本章将围绕这些问题进行阐述,力求对你有所启迪。

144. 德尼尔森的遗憾

    ——人际关系是什么？

德尼尔森是巴西的足球运动员，在他刚出道时，因脚下技术出众，善于在过人时做"踩单车"的假动作迷惑对手，而被誉为"盘球大师"，其名头甚至盖过了当时如日中天的巴西足球明星"外星人"罗纳尔多。

在大家都认为德尼尔森将会有一个光辉灿烂的未来时，他在西班牙赛场的表现却令人大跌眼镜。虽然他在球场上能跳出赏心悦目的梦幻舞步，却少有漂亮的传球，结果在对方的围追堵截下，球很快被抢到对方的脚下。德尼尔森带给球队的已不是胜利，而是灾难与失败。虽然他的个人技术接近完美、无可挑剔，但他花哨又不实用的脚下活成为别人的笑柄，在巴西国家队他只能沦为替补队员。在近半个世纪的足球史，堪称"大师"的只有贝利、马拉多纳、齐达内等，他们之所以被称为"大师"，是因为在球队最需要的时候，不仅自己能够攻城拔寨，而且能够传出好球，助攻队友得分。

人与人交往关系的总称，也被称为"人际交往"，是指人与人之间直接或间接的相互作用过程。如果人们眼里只有自己，即使才华横溢，终其一生都将一事无成。惋惜德尼尔森的遗憾，我们莫重蹈覆辙，要努力成为"传球"人。良好的人际关系便是如此。

 145. "世事洞明皆学问，人情练达即文章"

    ——人际关系有什么作用？

心理学家马斯洛指出，如果一个人被别人抛弃或拒之于团体以外，他便会产生孤独感，严重的还会产生无助、绝望的情绪，甚至走上自杀的道路。被称为"人际关系大师"的哈维·麦凯说："建立人脉关系就是一个挖井的过程，付出的是一点点汗水，得到的是源源不断的财富。"人

际关系在个人成长中具有重要的作用:

(1)促进学习与能力的提高:人际关系对人生的进步与发展影响很大,是相互交流、相互学习、相互帮助的基础。正如戴尔·卡耐基所述:"一个人事业上的成功,只有百分之十五是由于他的专业技能,百分之八十要靠人际关系、处世技巧。"有了良好的人际关系和正确的处世技巧,将有助于个人整体素质的养成与提高。

(2)促进心理健康与身体健康:良好的人际关系能帮助我们结识更多的朋友,丰富自己的社会支持网络,从而丰富生活,缓解烦闷,消除焦虑等负面情绪。良好的人际关系还能促进身体分泌"益性激素",使人保持心情愉悦,提高身体素质,减少疾病的发生。

(3)促进人生价值与理想的实现:在科技飞速进步和社会高速发展的时代,几乎所有的工作和生活都离不开人际协作。拥有志同道合又积极向上的人际关系,便能享有和谐、信任、友爱、团结、理解、互相关心的氛围,形成广泛的社会资源,从而有利于各种规划和目标的实现。

 146."瓜熟蒂落,水到渠成"

——人际关系发展分哪几个阶段?

奥尔特曼认为良好的人际关系的建立和发展需要经历四个阶段,其过程实际上是一个情感卷入和交往由浅入深的过程。

(1)定向阶段:确定要交往并建立关系的对象,包含对交往对象的注意、抉择和初步沟通等方面的心理活动和行为。

(2)情感探索阶段:主要是探索彼此在哪些方面可以建立真实的情感联系。

(3)情感交流阶段:彼此形成了相当程度的信任感、安全感、依赖感,沟通的深度和广度有所发展,情感卷入较深。

(4)稳定交往阶段:双方在心理相容性方面进一步拓展,允许对方进入自己绝大部分的私密性的领域,沟通与自我暴露广泛而深刻,这便是我们常说的"生死之交"。

 ## 147. "不同而和,而和共进"
——看看你是哪种人际交往模式

子曰:"君子和而不同,小人同而不和。"当与各种不同的人打交道时,你的感觉会大相径庭。美国心理学家艾里克·布奈根据个体对自己和他人的态度,提出了四种人际交往的模式。看看你是哪一种?

(1)我不好-你好:自卑,甚至是社交恐惧,源于童年的无助感,因为没有随年龄的增长而改变,长大后容易放弃自我,顺从他人。

(2)我好-你不好:以自我为中心,自以为是,总认为自己是对的,别人是错的,固执己见,唯我独尊,把人际交往失败的责任推在他人的身上。

(3)我不好-你也不好:不喜欢自己,也不喜欢别人;看不起自己,也看不起别人,常放弃自我,陷入绝境,表现出极端孤独和退缩。

(4)我好-你也好:悦纳自己,相信别人,接受自己,也接受他人。善于发现自己和他人的优缺点与长处,从而使自己保持一种积极、乐观和进取的心理状态,并努力去改变事物,是一种成熟且健康的人际交往模式。

建议:对照分析自己的交往模式,努力改变自己,朝着第四种模式的方向努力。

 ## 148. 如何进行有效的沟通?
——细节决定成败

有个人请客,看看时间过了,还有一大半的客人没来。这个人心里很焦急,便说:"怎么搞的,该来的客人还不来?"一些敏感的客人听到了,心想:"该来的没来,那我们是不该来的啰?"于是悄悄地走了。这个人一看又走掉好几位客人,越发着急了,便说:"怎么这些不该走的客人,反倒走了呢?"剩下的客人一听,又想:"走了的是不该走的,那我们这些没走的倒是该走的了!"于是也都走了。最后只剩下一个跟这个人较亲近的朋友,看了这种尴尬的场面,就劝他说:"你说话前应该先考虑一下,否则说错了,就不容易收回来了。"这个人大叫冤枉,急忙解释说:"我并不是叫他们走哇!"朋友听了很恼火,说:"不是叫他们走,那就是叫我走了。"说完,朋友头也不回地离开了。

生活与工作中遇到的很多棘手问题都源自于语言沟通不畅,如何达到有效沟通是一门不折不扣的学问,也是现代社会人的必备技能。要能明白待人处事的道理,学点人际心理学知识,多站在听者的角度选择言语表达,并不断修炼和提升自己。

 ## 149. 感觉自己人缘差,该怎么办?
——人际交往能力的培养

当我们走上社会的时候,会与各种各样的人打交道,在与人交往中,你能否得到别人的支持、帮助,这涉及自身交往能力的问题。

(1)表达理解能力:它意味着一个人是否能够将自己内心的思想表达出来,要让他人能够清楚地了解自己的想法,其次也要理解他人的表达。

(2)人际融合能力:表明一个人是否能够体验到他人的可信与可爱,这与一个人的个性(如内外向等)有很大的关系。

(3)解决问题的能力:当前独生子女较多,其弱点是依赖性强,独立解决问题的能力差,再加上应试教育的弊端,他们的交往能力受到影响。

孔子曰："独学而无友,则孤陋而寡闻。"人是社会的人,很难想象,缺乏人际交往能力,他(她)的生活将会怎样。

 ## 150. 你能像希望他尊重你一样尊重他吗?
——平等原则

英国著名作家萧伯纳一次去苏联考察,在大街上偶遇一个可爱的苏联小女孩,两人玩得很开心。在道别时,萧伯纳问小女孩:"小姑娘,你知道今天跟你玩的人是谁吗?"小姑娘答:"不知道。"萧伯纳说:"今天跟你玩的是著名作家萧伯纳,你回家告诉你妈妈。"小姑娘听了撇撇嘴很不高兴,回敬他说:"你回家也告诉你妈妈,今天跟你玩的是苏联小姑娘玛沙。"听了小姑娘的回答后,萧伯纳大为震惊。孩子单纯幼稚,头脑中没有世俗的等级观念,即便是在与成人交往时,孩子纯洁的内心也渴望平等。萧伯纳为自己以名人自居深感内疚。他后来写了一篇文章反省自己,并告诫世人与人交往时要相互尊重,平等待人。

平等原则要求交往者懂得自尊与相互尊重,这是健康人际关系建立的基础。与人交往时应做到一视同仁,不要嫌贫爱富,不能因为家庭背景、地位职权等原因而另眼看人。要学会将心比心、换位思考,只有平等待人,才能得到别人的平等对待。

 ## 151. 你能兼收并蓄不同的人和观点吗?
——相容与谦让原则

清康熙年间礼部尚书张英,其府第与吴宅为邻,两家院落之间有条巷子,向来用作过往通道,后吴氏想越界占用两家之间的这条巷子建房,张家不服,双方发生纠纷。张英家人见有理难争,便寄书京城,告诉张英此事。

张英阅罢，在家书上批诗四句："一纸书来只为墙，让他三尺又何妨。长城万里今犹在，不见当年秦始皇。"收到张英寄回的信，家人毫不迟疑地让出三尺（1尺≈0.333米）地基，吴家见状，觉得张家有权有势，却不仗势欺人，深受感动，于是也效仿张家向后退让三尺，便形成了一条六尺宽的巷道，名谓六尺巷。两家礼让之事便是传为美谈的六尺巷的故事。

相容的原则是指心理相容，人与人之间形成融洽的关系，体现在与人相处宽容和忍让，正所谓退一步海阔天空。

152. 你是在追求双赢、平衡得失吗？
——互利原则

交往的互利原则是指人们在交往中互相考虑对方的价值和利益，满足对方的实际需要和心理需求，使彼此都能从交往中得到精神满足和相互帮助。人际交往中的互利，是互助，而不是交易，是一种"只有助人，才有人助"的生活哲理，是"施恩不图报"与"好心得好报"的辩证统一。在交往中，双方都应有所"施"，才能有所"受"。一般来说，交往双方的需求和需求的满足宜保持平衡，否则人际交往就难以长久。

互利原则既包括物质方面的，也包括精神方面的。过去人们在交往中更愿意谈人情，而忌讳谈功利。事实上，人际交往可以粗略地分为两个基本层次：一个层次是以情感定向的人际交往，如亲情、友情、爱情；另一个层次是以功利定向的人际交往，也就是为实现某种功利目的而交往。在现实生活中，人们会自觉或不自觉地将这两种情况交织在一起。有时候即使是功利目的的交往，也会使彼此产生感情的沟通和反应；有时候虽然是情感领域的交往，也会带来彼此物质利益上的互相帮助和支持。

我们常常听见有人抱怨人情淡漠，朋友缺乏友情，甚至不讲交情。

其实说穿了,抱怨的一方往往是由于自己的某种需求没有获得满足,而这种需求往往也是非常功利的。所以,我们不能一味追求所谓的"没有任何功利色彩的友情",也不必轻率地抱怨别人没有"友情"。当然,那种专门利他而不求回报的情谊仍是社会鼓励的更高境界。

 ## 153. 你能对你的承诺负责吗?
——信用原则

心理学家诺尔曼·安德森曾经研究过诚信对人际关系的影响,他列出555个描写人的个性品质的形容词,让大学生们评价哪些是他们最喜爱的品质。结果表明,大学生评价最高的个性品质就是诚信,而评价最低的是说谎和虚伪。

信用原则也称诚信原则,是指一个人诚实守信。古人有"一言既出,驷马难追"的格言,它教导我们以诚实为本,不要轻易许诺,一旦许下诺言,就要设法兑现,即便因特殊情况做不到,也要讲得清清楚楚、明明白白,以赢得对方的理解,避免失信于人。孔子说:"人而无信,不知其可也。""言而无信非君子"代表了我国民间广为流传的信守诺言的文化传统。

 ## 154. 你能理解和容忍他人吗?
——宽容原则

宽容原则包括对自己的宽容、对别人的宽容和对社会的宽容。对别人的宽容最为多见,对于他人因疏忽而导致的失误应予以谅解,甚至是以德报怨。"得饶人处且饶人",不要太计较个人的付出与得失,在心理上容纳不同性格的人。

正如莎士比亚所说："宽容就像天上的细雨滋润着大地。它赐福于宽容的人,也赐福于被宽容的人。"宽容并不是软弱、怯懦的表现。相反,它是有度量的表现,是建立良好人际关系的润滑剂,能"化干戈为玉帛",赢得更多的朋友。

155. 影响交往的心理效应有哪些?
——影响沟通的因素

你在不知不觉中使用它,它也潜移默化地影响着你,这就是心理效应。正确地认识、了解、掌握并利用心理效应,能让你事半功倍。

(1)首因效应:也称优先效应、第一印象效应、先入为主效应,是指人们通常对一个人最初接触时的信息形成"先入为主"的鲜明印象,从而持续地影响人们以后对此人的评价。首因效应提示我们,一方面要给他人留下良好的第一印象,另一方面又要在以后的交往中纠正对他人第一印象的刻板认识。

(2)近因效应:是指最新出现的刺激物促使印象形成的心理效果,是指最近一次交往的印象。一般而言,近因效应对熟人之间的交往会发挥较大的作用,因此我们平时应该注意近因效应对我们识人的影响。

(3)光环效应:又称晕轮效应,是指在交往的过程中,人们往往会从对方的某个特别的优点而泛化到其他方面,由单一、片面的信息而下意识地延伸到其他方面,如"情人眼里出西施"的心理效应。

(4)投射效应:是指在交往的过程中,我们总是假设他人和自己有相同的倾向,即把自己的特性投射到他人身上,从而形成某些想象的印象。

(5)刻板效应:是社会上对于某一类事物或人物的一种比较固定、概括而笼统的看法。在人际交往中,我们有时会把对某一类人物的整体看法强加到该类别的每一个个体上,而忽视了个体真实的特征。刻板效应有利于总体评价,但对个体评价会容易产生偏差。

156. "海内存知己,天涯若比邻"

——距离靠得越近越好吗?

一位心理学家做过这样的实验:在一个刚刚开门的大阅览室里,当里面只有一位读者时,心理学家就进去拿椅子坐在他或她的旁边。实验进行了整整80人次。结果证明,在一个只有两位读者的空旷的阅览室里,没有一个被试能够忍受一个陌生人紧挨自己坐下。有的人则干脆明确表示:"你想干什么?"这个实验说明了人与人之间需要保持一定的空间距离。

人际交往距离是指人们在沟通和交往时,沟通双方躯体保持的空间距离。这种空间距离在一定程度上反映沟通双方的心理距离或人际关系的亲密程度,与人相处需把握好交往过程中彼此的空间距离。这种空间距离要考虑到彼此间的关系和客观环境等因素,太近不好,太远的做法同样也不可取。这个自我空间被人触犯就会让人感到不舒服、不安全,甚至使人产生恼怒之情。一般而言,交往双方的人际关系以及所处情境决定着相互间自我空间的范围。

157. 合理的人际交往距离是多少?

——怎样让对方感到舒适?

美国人类学家爱德华·霍尔博士划分了四种区域或距离,各种距离都与对方的关系相称。

(1)公共距离:正式场合、演讲或其他公共场合沟通时应保持的空间距离,一般为4~8米。这种情境下,沟通常常是单向的,一方发送信息,另一方接受信息,双方很少有情感交流。

(2)社交距离:熟人之间、同事之间、工作交往或职业交往应保持的空间距离,一般为1.2~4米。这种情境下,沟通通常是双向互动式的礼节性的交流,很少有个人情感的交流。

(3)个人距离:朋友之间的交往距离,一般为0.5~1.2米。此时双方说话比较随意,语言比较温柔、活泼,有较多的躯体语言,有广泛的情感沟通和个人情感交流。

(4)亲密距离:亲人、情人或夫妻之间的沟通和交往距离,一般为0~0.5米。此时双方可以感受到对方的气味、呼吸、体温等私密信息,可以进行深入的情感沟通。

记住:双脚是我们身体中最诚实的部分。如果一个人需要更多的空间,我们可以满足对方的需求。但是请记住:你应该根据自己对空间的舒适感设定一个距离底线。

 158. "你若盛开,蝴蝶自来"

——如何巧用人际交往定律?

为什么有的人能够八面玲珑、顺风顺水,而有的人的人际关系却一塌糊涂?其中重要原因之一是没有理解人际交往的某些道理,即人际交往定律。

(1)相似定律:人们往往喜欢那些和自己相似的人。当我们想进入某个圈子或者想与他人成为朋友时,可以先从自我改变做起,让自己达到对方需要的条件。如果想让优秀者接纳自己,那么我们自己要努力变得优秀,正所谓"物以类聚,人以群分"。

(2)吸引定律:人们通常喜欢那些喜欢自己的人。人都喜欢赞美、夸赞自己的人,讨厌经常贬低、批评自己的人。正所谓"敬人者,人恒敬之""爱人者,人恒爱之"。

(3)互惠定律:有一个寄圣诞贺卡的实验,即在一群素不相识的人中随机抽样,给挑选出来的人寄去圣诞卡片。结果是大部分人都回寄了一张圣诞卡片,而实际上他们并不认识。这说明受到恩惠就会报答,是大多数人的天性。正所谓"投之以桃,报之以李"。

（4）黄金定律：《圣经·新约》说："你想别人怎样待你,你也要怎样待人。"这是一条做人的法则,成为人类普遍遵循的处世原则。需要防范的是,我们总是抱怨对方做得太少,其实有可能是你付出的太少。

（5）白金定律：别人希望你怎么对待他们,你就怎么对待他们。我们要真正了解别人,善于观察和分析身边的人的需要,然后调整我们自己的行为,照顾别人的感受,以他们认可的方式对待他们,而不是只顾我们自己的需要。

 ## 159. 怎样才能在职场中步步高升?
——职场沟通的艺术

学会沟通是现代职场人必备的技能,不论是上下级之间,还是同事之间,都少不了沟通。沟通能力越来越成为职场成功应聘的首要因素,也越来越成为影响职场人士成功的要素。

（1）接受不平等：比尔·盖茨曾说："人生是不公平的,习惯去接受它吧。"我们可以改变对"不公平"事件的看法,接受每个人的能力与机会的差别,从心理上消除非理性的公平感。面对既定现实时,要学会接受,做好自己。

（2）适应领导风格：在职场生涯中肯定会遇见不同风格的领导者,最好的做法是依据领导者的风格找到对应的工作方式,积极转变自己的理念和方法,培养能够适应各种领导风格的能力。

（3）看重工作成绩：优秀的企业往往都拥有一个高效的相互协作关系,而不会在乎你的一言一行。因此,员工之间或与领导之间,做好本职工作是最重要的事。

（4）少说多做：俗话说,"病从口入,祸从口出"。要做到少说抱怨的话,少说敏感的话题,少说别人的是非,多做具体、平凡的小事,多做别人不太愿意做的事,形成"路遥知马力,日久见人心"的公众效应。

（5）创造性工作：每个企业和单位不仅喜欢踏踏实实做具体工作

的人，还喜欢勤于用脑、思路开阔、创造性工作的人。

（6）摆正自己的位置：摆正自己的职场位置，有节制地出力和做人，避免"越权"和"越位"的事，掌控好自己的职责权限。

（7）勇于认错：桥水基金的创始人瑞·达利欧说："我认为成功的关键在于，既知道如何努力追求很多东西，也知道如何正确地失败。"对就是对，错就是错，坦诚对人对事，是优良素质和健康心理的表现。

（8）换位思考：会换位思考是每一个员工都应有的优秀心态的表现，也是一种良好的为人处世方式。当工作上遇到矛盾和冲突时，首先能够换位思考，往往使你处理难题轻松利落、游刃有余。

（9）及时沟通：要形成及时与同事或领导沟通工作情况的习惯，例如积极主动地向领导汇报工作进度，及时和同事沟通工作进展或可能面临的问题等。

（10）摆脱漩涡：在职场上和工作中，不同看法和处事风格难以避免，有时会在有意、无意中形成非正式团体，甚至形成人际矛盾的小圈子，对此，要尽量避免进入。

 160. 如何解决"交往自卑症"？
　　——美丽的"蝴蝶总理"

有一个小孩，因为疾病，左脸局部麻痹，嘴角畸形，一只耳朵失聪，并患有严重的口吃，因而他经常被小伙伴们嘲弄。他陷入自卑当中，最后却振作起来了。

为了矫正口吃，他嘴里含着小石子练习讲话，他要证明舌头比石子和口吃的顽疾更坚韧！母亲看到他的嘴巴和舌头被石子磨烂，流泪抱紧他说："不要练了，妈妈一辈子陪着你。"他拭去母亲的眼泪，平静地说："我要做一只美丽的蝴蝶。"

他以优异的成绩从中学毕业，赢得周围人的敬佩和尊重。他的母亲为他找到一份不错的工作，对他说："希望你能像平常人一样平安地度过一生。"他拒绝了:"妈妈,我要做一只美丽的蝴蝶。"1993年他参加了总理竞选,对手居心叵测地利用电视广告夸张他的脸部缺陷,对他进行侮辱和攻击。他用总是歪向一边的嘴巴郑重承诺:"我要带领国家和人民成为一只美丽的蝴蝶。"他就是加拿大第一位连任两届、被人们亲切地称为"蝴蝶总理"的克雷蒂安。

心理学家阿德勒提出"自卑情结"和"自卑与超越"。他认为,人总是有缺陷的,由于身体或其他原因引发的自卑,能摧毁一个人,使人堕落或发生精神病;也能使人力求振作,以求补偿,形成动力。

 ## 161. "社交焦虑"你中招了吗?
——真正的"单身贵族"

"比他有钱的没他有学问,比他有学问的没他有钱。"这个评论实至名归,说的是卡文迪许。他是第一个测出了万有引力常量的人,被称为第一个称出地球质量的人。卡文迪许出生于英国贵族家庭,父亲是皇家学会会员,他继承的财产足够他享用一生,但他把自家别墅的大厅改成了实验室,把卧室改成了观象台……

当人们聚焦于他卓越的成就时,却不知他是真正的"单身贵族"。他性情孤僻,沉默寡言,一生只与有限的几个人交往,对女性尤其过敏,甚至见了他家的女仆都脸红。1810年,终身未婚的他孤单离世,这位科学家把一生的乐趣都给了实验室。他患有社交焦虑障碍。

社交焦虑是一种比较普遍的现象,几乎所有人在人生的某个时刻都有过社交焦虑的体验。如果一个人总是处于焦虑状态,害怕自己在别人面前出洋相,害怕被别人观察,日常与人交往,甚至在公共场所出现,都觉得是一件极其恐怖的事情时,就需要寻求专业的帮助了。其中严重者可达到病理状态,被称为社交焦虑障碍或社交恐怖症。

此案例说明社交焦虑并不可怕,一方面可以酌情选择适合自己的发展方向,另一方面可以寻求心理治疗。

专栏

关于社交焦虑障碍(社交恐怖)的诊断标准

社交焦虑障碍(社交恐怖)常始于少年期,中心症状围绕着害怕在小团体(与人群相对)中被人审视,导致对社交情境的回避。不同于其他恐怖症,社交恐怖在男女两性中的发病率几乎相同,可表现为孤立的(即限于在公共场合进食、公开讲话或遇到异性),也可以是泛化的,涉及家庭因子以外的几乎所有情境。害怕在公共场合呕吐可为重要症状。在某些文化中,目光直接对视可能会特别令患者紧张。社交恐怖通常伴有自我评价低和害怕批评。可有脸红、手抖、恶心或尿急的主诉。患者有时确信这些焦虑的继发性表现之一是首要问题。症状可发展到惊恐发作。回避往往十分明显,在极端的情况下,可引起完全的社会隔离。

【诊断要点】确诊需符合以下各条标准:

1.心理、行为或植物神经症状必须是焦虑的原发表现,而不是继发于妄想或强迫症状等其他症状;

2.焦虑必须局限于或主要发生在特定的社交情境;

3.对恐怖情境的回避必须是突出特征。

162. 人际沟通的基本礼仪

——交往中必须注意的几个问题

英国哲学家约翰·洛克曾说:"礼仪的目的与作用是使顽固变柔顺,使人们的气质变温和,使他敬重别人,和别人合得来。"人际行为基本上是由一系列的礼仪和技巧所组成的。

(1)有礼貌地寒暄,表现出谦恭有礼的态度。与人首次见面,一定要礼貌地寒暄一番,如随时说声"你好",或适时招呼"早安""午安""晚安"等。

(2)经常面带微笑,给人以轻松活泼的感觉。微笑是一种无声的语言,显示出一种热情与涵养的暗示。

(3)穿着得体,表现个性。一个人给别人的印象往往来自于他的服饰,服装要力求整洁、庄重得体,反映个性。

(4)记住对方的姓名,让别人觉得你很在意他。

(5)注意倾听,让人觉得他被尊重。要善于倾听别人的谈话,使对方感觉到你对他的重视。

(6)保持谦恭的态度,让人觉得你容易相处。

(7)第一次与客人会面,应从人所共知的话题开始,这样容易得到对方的共鸣和回响。

萨提亚人际沟通中的姿态

萨提亚从多年的工作经验中发现人们在人际沟通中存在五种常见的姿态,对五种姿态的了解有助于觉察自己和他人在人际沟通中的习惯,从而根据需要进行调整。

1. 讨好者:在这个姿态里,感受到压力的人会同意任何人所说的话或者提议,而完全不管自己的感受和信念。他认为,跟人相处的唯一方式,就是让对方为所欲为。讨好者使用同意的字眼,似乎身体姿势是单膝下跪,一只手放在心口,另外一只手向外伸展,做出祈求的姿势。

2. 指责者:这个姿态的基本态度,就是不管发生什么事,一概都是别人的错,指责使用责备的字眼,身体姿势是站着,一只手放在臀部,另外一只手伸长,用食指坚定地直指正前方,身体的重心放在前腿。

3. 超理性的人:在这个姿态里,一个人忽略自己和他人的感受及需要,认为情境本身才是最重要的,而且非得引用所在文化经典中金科玉律的规范来解释人们的行为。超理性者的语言是有学问的,时时引经据典,惯用权威、规则和所有的"理应如此"。超理性者的身体姿势是高高抬起头,坚定直立地站着,双手在胸前交叉,像是在教训人,俯视他人,而非平视对方。

4. 打岔者:在这个姿态里,处理压力的方式就是完全忽略情境。打岔者不断地动来动去,改变话题,或者用身体分散注意,逃到药物、酒精或者工作里,打岔者说的话跟眼前当下发生的事情毫无关系,身体则呈现一种固定的、漫无目的的姿势。

5. 一致性回应者:在这个姿态里,一个人会把自己、他人、情境和现实都一并考虑在内。一致性回应者的沟通是清楚的、直接的和明确的,会提供并检查事实、信息。身体姿势是舒服的、轻松的(身体姿势也包括前面四种,只有这个姿势是自觉选择的)。

了解上述五种常见的人际沟通姿势,尝试在职场人际中觉察自己习惯使用哪种姿态以及这种姿态给自己带来的感受,身边的同事、领导习惯使用哪种姿态以及这种模式给自己的感受。

163."此时无声胜有声"

——身体可以"说话"吗?

在社会生活中,我们经常忽视一种不那么直接的沟通方式,那就是我们的身体语言。社会心理学家艾根研究发现,在同陌生人相遇的初期,按照SOLER模式来表现自己,可以明显增加别人对我们的接纳度,使我们在别人心目中建立起良好的第一印象。SOLER模式是由下列五个英文单词的首字母组成的。

(1) S(sit):坐或站的时候要面对别人。大致呈90°直角,人与人之间要留一定的空间。

(2) O(open):姿势要自然开放。双臂张开,微微外倾;双腿平放,切勿交缠。

(3) L(lean):身体微微前倾。椅子坐一半,身体微微前倾,腰板挺直,重心上移。

(4) E(eye-contact):目光接触。保持良好的眼神交流,目光停留在恰当的注视区域。

(5) R(relax):放松。学会自我放松,不仅能放松身体,而且也要放松心情。

心理学家们发现,有意识地在社交场合运用SOLER技术,可以帮助人们改变不恰当的自我表现习惯,有效地增加别人对自己的好感,有利于别人对自己的接纳。

164."万人丛中一握手,使我衣袖三年香"

　　——你真的懂握手礼吗?

　　行握手礼时,一般距离约一步左右伸手,上身稍向前倾,伸右手,四指齐并,拇指张开,目视对方,握一下双方伸出的手即可,时间与力度适中。若和女士握手时,不要满手掌相触,而是轻握女士手指部位即可。具体细节如下:

　　(1) 对上级或长辈:被动伸手,双手迎接,等待对方先松手。

　　(2) 对下级或晚辈:主动伸手,时间勿太短,用力勿过轻,力度对等。

　　(3) 对同事、老朋友、老同学:可远距离伸手,紧握,有力。

　　(4) 对异性:男性后伸手,轻握,少接触,短时间,手套要脱下(军人例外);女性主动伸手,可戴手套。

　　两人相向,握手为礼,是当今世界最流行的礼节。握手常常伴随寒暄、致意,如你(您)好、欢迎、多谢、保重、再见等,不仅是熟人、朋友,连陌生人、对手,都可以握手。

 165."未见其人,先闻其声"

　　——接电话该不该说"喂"?

　　不知你有没有发现,绝大部分人接电话的时候首先说的是"喂",而不是"你好"。那么接电话时,该不该直接说"喂"? 一部分人认为"喂"会显得很不专业,也显得太随意,不礼貌。另一部分人认为,"喂"字只是语气助词,暗示对方已经接通电话了,让人听起来更加随意。其实,接、打电话还是有规则的,现介绍如下:

　　(1) 选好打电话的时间:一般的公务电话最好在上班半个小时后、下班半小时前打;给亲朋好友或同事打电话时,应避开吃饭和休息的时间;给海外人士打电话时,还要考虑时间差问题。

（2）要迅速准确地接听：听到电话铃声，最好在三声之内接听。如果电话铃响了五声才拿起话筒，应该先向对方道歉，解释原因以获得谅解；如果对方久等了却只是很冷淡地"喂"，会很容易给对方留下不好的印象。

（3）使用适宜的语调：接电话说话的声音要尽量清晰悦耳，吐字清楚，语调平和，音量适中。如果因为信号不好或其他的原因而不能听清楚或者让对方听清楚自己的声音，可以选择换一个合适的时间再重新通话。

（4）注意挂电话前的礼仪：要结束电话交谈时，一般应当由打电话的一方提出，然后彼此客气地道别，不可只管自己讲完就挂断电话。挂电话时，一般要先等地位高的一方、长者或者受尊敬的人先挂机，然后另一方再挂断，或者恭谦地说"我挂了"。

（黄　晓　何苗苗　刘新民）

心理健康释疑解惑300问

职 业 篇

ZHIYE PIAN

　　工作是我们赖以生存的基础,也是我们获得成就的来源。它可以为我们提供社会交往的平台,也可以让我们被社会认可,获得社会地位。从学校毕业到进入职场,人的一生一般要工作30~40年。在这几十年中,我们会产生各种困惑,也会遭遇各种问题,如何正确认识和解决这些困惑和问题呢?我们搜集了一些常见的问题,为大家一一解答。

166. 拨云见日，解惑释疑

——什么是职业？什么是职场？

职业是我们服务社会并获得生活来源的工作。在日常生活中，我们常常将职业和工作画上等号，但细细思量，它们还是有一些不同的。一般说来，任何一个通过付出劳动力而获得报酬的事情都可以叫工作，但职业更倾向于指专门行业，需要专门的知识和技能。所以，在中国职业规划师协会的定义中，职业 ＝ 职能 × 行业。

职场通常有两种意思：一是指职业所在的场所，比如各类企业、事业单位等；二是指与职业相关的社会生活活动和人际关系等。在职场中，每一个人都有职场定位，存在合作与竞争的关系，并由各种关系构建起一个无形的圈子。因此，职场有其自身的运行规律，可以促进人的职业成长和发展，但如果适应不良或环境不利，也可能阻碍人的成长和发展。

本篇主要讨论职业选择、定位和发展问题，关于职场中的人际关系问题，请参看人际关系篇。

 167. 蹲进自己的萝卜坑

——如何进行职业选择和定位？

俗话说，"男怕入错行，女怕嫁错郎"。对当今社会而言，无论是男性，还是女性，都要"入对行"，即在进入职场前做好职业选择。职业选择是一个人对自己就业种类和方向的挑选和确定，是职业发展的先决条件。正确的职业选择可以使人更快适应职业，促进人的全面发展。职业的种类五花八门，《中华人民共和国职业分类大典》将我国职业分为8个大类，66个中类，413个小类，1838个细类。如此多的职业，我们该如何选择呢？

选择什么样的职业取决于个人的职业定位，其基本原则是"择己所爱、择己所长、择市所需"。职业定位通常可以从三个方面考虑：① 明确自己适合做什么工作。② 知道自己擅长做什么工作。③ 根据自己的爱好、特长、能力和个性将自己放在一个合适的工作岗位。

职业定位帮助我们找准职业类别，不但对选择职业有重要意义，而且是职业规划和职业发展的最基础、最重要的一步。在选择职业时，我们通常以个人的职业类型分类作为依据。职业类型是按照职业特点、从事职业所需具备的性格特点、能力来进行区分的，一般分为六类：技能型、事务型、研究型、艺术型、经管型和社交型。

 专栏

如何简单快速地了解自己的职业类型？

职业类型测试是了解职业类型的最简单、最快速的方法，可以帮助我们明确职业定位。职业定位是自我定位和社会定位的统一，只有在对自己和职业双重了解的基础上，才能做出准确定位。

职业测评中的心理测验主要包括以下七类：智力测验、人格测验、职业兴趣测验、职业价值观及动机测验、职业能力测验、职业性格测验和职业发展评估测验。

常用的综合性测验有MBTI职业性格测试和霍兰德职业兴趣测试。MBTI职业性格测试是国际上最流行的职业人格评估工具，在世界五百强中，有80%的企业会使用MBTI。通过对测试结果的分析判断，把不同个性的人区别开来。霍兰德职业兴趣测试主要从个体兴趣的角度出发来测定职业类型。该测试可以把职业环境与职业兴趣有机结合起来，在职业选择中具有很好的参考价值。

 168. 物尽其用，人尽其才
　　——什么是职业能力？

在职场中，职业能力既能体现一个人在既定职业方面是否能够胜任，也能预测一个人在该职业中取得成功的可能性。现代管理强调人职匹配,主要指的是能力和职业的匹配。

每个人的能力结构通常不会与所在岗位完全匹配,所以常常需要培养这种职业综合能力。国际上普遍注重培养职业能力中的"关键能力",主要包括四个方面:

(1)跨职业的专业能力:包括计算机应用的能力、运用外语解决技术问题和进行交流的能力、运用数学和测量方法的能力。

(2)方法能力:包括信息收集和筛选的能力,制订工作计划、独立决策和实施的能力,准确的自我评价能力和接受他人评价的承受力,以及能够从成败经历中有效地吸取经验教训的能力。

(3)社会能力:主要包括团队协作能力、人际交往和良好的沟通能力。这是岗位胜任和在工作中开拓进取的重要条件。

(4)个人能力:主要包括人的社会责任心和诚信及职业道德,爱岗敬业、工作负责、注重细节的职业人格等。

169. 人各有志,志各不同
——什么是职业价值观?

在职业中,你最看重什么? 最不看重什么? 这些问题反映的就是你的职业价值观。

职业价值观是人生目标和人生态度在职业选择方面的具体表现,对一个人的职业目标和择业动机起着决定性的作用。从事一种职业的目的是什么? 不同的人有不同的观点,比较常见的职业价值观有:①追求收入与财富。②能在工作中发挥兴趣和特长。③追求权力地位。④追求自由独立,希望从事没有太多约束的工作。⑤希望工作可以提供培训和锻炼的机会,实现自我成长。⑥希望工作能让自己实现自我价值。⑦希望工作环境和谐、友好。⑧希望工作不要过度危险和劳累。⑨追求工作环境舒适。⑩追求工作相对稳定。⑪根据社会需要,做对集体和社会有贡献的工作。⑫希望工作的内容经常变换,不单调枯燥。

在选择职业和制定职业目标时,可以根据自己的职业价值观进行,但对某些职业价值观的过度追求可能带来不好的后果。因此,我们需要全面考量,必要时适度调整自己的价值观:① 处理好职业价值观与金钱的关系。② 处理好职业价值观与个人兴趣和特长的关系。③ 处理好职业价值观的排序与取舍的问题。④ 处理好职业价值观中个人与社会的关系。⑤ 处理好淡泊名利与追逐名利的关系。

170. 到什么山头唱什么歌
——如何快速适应自己的职业?

小魏入职后不久,新鲜感就过去了。他很快就开始觉得无聊,认为领导安排的工作都是例行常规的事情,让自己学无所用,工作中也学不到什么东西,空余时间也不知该做些什么。

无论是职场新人,还是工作过程中的岗位调整,进入新岗位总会让人有种不确定感,希望能快速适应新岗位,与新同事好好相处。有没有办法能快速适应新的岗位呢?

(1)明确新岗位的要求:岗位的职责和要求可以通过岗位的绩效考核标准进行了解,该标准能直观地展示岗位的主要工作内容。向在岗的"前辈"了解岗位的工作内容也是一个不错的方法。要敢于开口说出自己的困惑,带着问题向同事们请教。

(2)了解新岗位的组织结构:通过新岗位的组织结构快速了解岗位的上下级和同级的同事,弄清楚你在工作中可以找谁配合,需要找谁请示等。此外,如果可以,尽可能地多了解直属上级的性格特点,针对性地学习沟通技巧,提高工作中的沟通质量,给上级留下好印象。

(3)处理好人际关系:在处理职场人际关系时,基本的礼貌是必需的,但还需要提升沟通技巧。可以梳理一下自己的能力优势,在工作中为同事提供一些额外的帮助。

通过这样做,相信你能很快地对新岗位有一个更为直观和具体的认识,有效缓解职场焦虑情绪。

 ## 171. 给自己一个看得见的未来

——如何做职业规划?

职业规划是对职业生涯乃至人生进行的持续的、系统的计划过程。职业规划主要有两个目的:一是找到适合自己的工作。通过测评分析了解自己的个性、兴趣、能力和价值观等,选择一个自己能够胜任的工作,并将自己定位在一个最能发挥自己长处的岗位。二是通过规划求得职业发展。职业规划通常用5W法,即用5个"W"开头的问题循序渐进地进行归纳整理(图8.1)。

我是谁?	对自己进行一次深刻的反思,形成一个比较清晰的认识,优点和缺点都应一一列出来
我想干什么?	不同的人或同一个人的不同阶段,兴趣和目标并不完全一致。厘清当下自己的目标和兴趣非常必要,这个问题可以在职业生涯的不同阶段重复提问
我能干什么?	是对自己能力与潜力的全面总结。能力是一个人职业定位中最重要的部分,而潜力决定了职业发展空间的大小
环境支持和允许我干什么?	客观环境包括经济发展、人事政策、企业制度等;主观环境包括同事关系、领导态度等,在做职业规划时,两种环境应综合考虑
我最终的职业目标是什么?	根据前四个问题的结论,建立形成个人发展计划书,通过系统的学习、培训,实现职业理想。计划要比较具体,且要考虑到可能需要应对的困难及解决方法,这样可以帮助我们确保计划顺利完成

图8.1 职业规划5W法

职业生涯规划并不是一成不变的,可以根据个人需要和现实变化,及时调整职业发展的目标与计划。一般可以拟定短期、中期和长期三种规划方案。短期规划为3年以内的规划,主要包括确定目标、规划完成的任务等;中期规划时间一般为3~5年,是在近期目标的基础上设计中期目标;长期规划时间一般为5~10年,主要是设定长远目标。

专栏

学习撰写职业规划书

做职业规划,一份清晰的职业规划书是必不可少的。一般的职业规划书通常包括以下几个部分:

(1)自我分析与认知:包括你的观念、兴趣、能力、人际关系图等。

(2)职业测评分析:包括职业兴趣、职业性格、职业价值观、学习风格和职业技能等。

(3)专业分析:包括学校环境分析、社会环境分析、职业环境分析和专业分析等。

(4)职业定位:包括你的优势与实力、缺点与劣势、机遇、要面对的可能威胁与不利环境因素等。

(5)职业规划实施:包括确定职业发展总目标、职业发展总路线和具体实施策略。

(6)职业评估与调整:包括评估的内容、评估的时间和调整方案。

 172. 不积跬步,无以至千里;不积小流,无以成江海
——如何实现职业规划目标?

在职业规划中,我们每个人都会设立自己的目标,但很多人却难以达成目标,使目标的设定失去意义。如何克服"思想的巨人,行动的矮子"这一问题呢?

要达成目标,首先要在分析自己的优势和不足的基础上,制定具体、合理、可实现的目标,比如升职的目标是几年达到什么职位,或者收入的目标是几年达到多少年薪。其次,给自己定一个实现目标的时间节点,让目标更加明确、具体。然后开始分解目标,可以用倒推法。即便如此,每隔一段时间,都需要检查一下自己完成任务的情况是否与目标进度一致,并可以根据当前自己的情况适当调整进度和计划。在目标和计划的实现过程中,每当有些坚持不下去的时候,不妨畅想一下,达成目标以后自己会是什么样子?可以有什么样的收获?增加一些代入感,是不是更有动力了?

从小立志"让所有人吃饱饭"的袁隆平是如何实现自己的目标的?

　　生于知识分子家庭的袁隆平,年少时因战争随父母四处迁徙,自小目睹了很多人饱受饥饿的痛苦,不到10岁的他便产生了"要是所有人都能吃饱饭就好了"的想法,并以此作为自己努力的目标。在报考大学时,袁隆平按照自己的想法报考了西南农学院(现西南大学)农学系,立志成为一名农业科学家。在大学期间,拥有良好英文功底的袁隆平开始阅读科学文献,研读了遗传学大师孟德尔和摩尔根等人的作品。大学毕业后,他本希望留在与自己目标更为贴近的农业科研单位,但因当时社会的需要,他成为了湖南省最偏僻的湘西安江农校的一名教师。在那里的生活和所见所闻,使他更加坚定了将"让所有人吃饱饭"作为自己的终身目标。他从1964年开始研究杂交水稻,在攻克了育种关之后,于1976年成功推广,使水稻亩产由400千克提升到480千克。此后,他拟定研究高产杂交水稻的计划,并一次又一次地刷新自己创下的水稻亩产记录。2017年,袁隆平及其团队培育的超级杂交水稻"湘两优900(超优千号)"在试验田内创下了亩产1149.02千克的记录,袁隆平亲临测产现场并写下:"亩产量遥遥领先于全世界"。随着杂交水稻的推广,作为"杂交水稻之父"的袁隆平不仅实现了让所有中国人吃饱饭的目标,也让全世界更多人远离了饥饿。

　　袁隆平之所以能实现自己的目标,首先是因为他有一个"让所有人吃饱饭"的明确目标,确定了自己的职业方向——当一名农业科学家。为此,他努力进行系统的、专业的学习和实践,具备了扎实的理论基础和实践经验。在实现目标的过程中,虽然有些情况和最初的计划不完全一致,但他通过科学规划,创造条件,不断努力,最终还是实现了他的人生理想——袁隆平成为了中国工程院院士和"共和国勋章"获得者。

173. 干一行爱一行,还是爱一行干一行?
——如何培养职业兴趣?

著名心理学家皮亚杰曾说:"一切有成效的工作都是以某种兴趣为先决条件的。"如果一个人对自己的职业有兴趣,那么枯燥的工作也会变得丰富多彩、趣味无穷,更容易取得好业绩,获得成功。

研究表明,如果一个人所从事的工作与其职业兴趣相吻合,即使发挥其全部才能的80%～90%,长时间地保持高效率的工作也不会疲劳;反之,只动用全部才能的20%～30%,也会感到厌倦和疲劳。对很多人而言,职业兴趣是可以通过努力培养和提高的。

(1) 培养广泛的兴趣:具有广泛兴趣的人,不仅对自己职业领域的东西有浓厚的兴趣,而且对其他方面也有兴趣。这种人眼界比较开阔。

(2) 重视培养间接兴趣:间接兴趣不是对工作本身的兴趣,而是对于未来的结果感到需要而产生的兴趣。人在最初接触某种职业时,往往对职业本身缺乏强烈的兴趣,必须要从间接兴趣着手培养直接兴趣。

(3) 把工作看成是一项重要的责任:只有赋予了责任,我们才会去重视、去关注,才会去认真对待。对事业倾注全部热情,不论遇到多大困难都会尽全力去做。

(4) 把困难看成是对自己的挑战:要把每天遇到的困难当作对自己的挑战,接受挑战才能更快成长。

(5) 保持稳定的职业兴趣:不能朝三暮四、见异思迁,这样才能深入钻研,在事业上有所发展。

174. 三百六十行,行行出状元
——如何把职业做成事业?

俗话说,三百六十行,行行出状元。无论是什么工作,只要认真干好,就能获得成就。能不能"出状元",要看你是仅仅把工作当成一个职业,还是把它当成自己的事业。职业和事业虽然只有一字之差,但却是两种完全不同的心态。

职业在多数情况下是一种谋生手段,而事业是人生意义的一种追求;职业是人生一个阶段的需求,而事业是值得一辈子去做的事情。把工作当成事业的人,往往能乐在其中,他们通过工作体现自己的价值,把工作当成人生的一种需求,内心往往是幸福的。

养成良好的工作习惯,热爱自己的工作,认真对待工作中的每一件小事,处理好工作和生活的关系,合理安排时间,日积月累,就会完成从量变到质变的过程。

 175. 不经一番寒彻骨,怎得梅花扑鼻香?
——如何正确面对职业挫折?

挫折在职场中无处不在。它可能来自岗位变动、人际冲突和发展受阻,还可能由于与领导和同事的工作矛盾,又或是努力工作但分配不公,甚至可能是因为身体原因等。面对挫折和低谷,可以试试这样做:

(1)在刚刚遇到挫折时,不要急于行动,而是先停下来平静自己的情绪,待情绪冷静和稳定以后再做决定。

(2)保证正常的生活规律,按时吃饭,按时睡觉,规律运动,收拾好房间等,这时维持正常的生活规律比废寝忘食地应对更有效。

(3)列出问题清单。写下你正在经历的挑战,为克服职业挫折打好基础。

(4)分析问题原因,寻找解决办法。职业挫折的解决要有针对性、可行性,包括现实问题的解决与心理行为问题的解决。

176. 我的燃油已经耗尽了

——什么是职业倦怠？

职业倦怠(job burnout)是因工作要求的持续情感付出和人际压力而出现的身心耗竭状态。按照马斯洛等学者的研究，职业倦怠的主要表现有三个维度：① 情感衰竭。指没有活力，没有工作热情，感到自己的感情处于极度疲劳的状态。它被发现为职业倦怠的核心维度，并具有最明显的症状表现。② 去人格化。指刻意在自身和工作对象间保持距离，对工作对象和环境采取冷漠、忽视的态度，对工作敷衍了事，个人发展停滞，行为怪僻，提出调度申请等。③ 无力感或低个人成就感。指倾向于消极地评价自己，并伴有工作能力体验和成就体验的下降，认为工作不但不能发挥自身才能，而且是枯燥无味的繁琐事物。

职业倦怠因工作而起，然后又反作用于工作，导致工作状态恶化，职业倦怠进一步加重。它是一种恶性循环的、对工作具有极强破坏力的因素。职业倦怠的工作匹配理论认为，员工与工作在以下五个方面越不匹配，就越容易出现职业倦怠，包括工作负荷、报酬、社交、公平和价值观冲突。此理论提倡对职业倦怠工作不匹配的转变进行干预，更强调在管理上的训练。只有员工的个体干预和组织干预双管齐下，才能收到满意的效果。

 177. 为什么工作让我"心累"

——职业倦怠的原因有哪些？

导致职业倦怠的原因有很多，有些来自于工作本身，有些来自于工作环境，还有些来自于个人原因。

(1) 工作特征。包括：① 角色冲突与角色模糊。当你发现应聘时的岗位定位和实际工作不一致的时候，容易产生心理落差。随着时间的推移,当负面情绪越积越多,又不能及时有效地调整与排解时,它就会使你开始出现迟到、旷工、工作效率降低、绩效变差等情况。② 职业特点。调查发现,某些职业更容易发生职业倦怠。比如工作对象是人的从业者,他们需要处理复杂的人际关系,有时甚至会受到侮辱和攻击,很容易产生职业倦怠;蓝领的工作较为单调枯燥,也很容易产生职业倦怠。③ 超负荷工作。几乎所有的研究结果都显示,工作超负荷会导致个体产生职业倦怠。

(2)组织因素。包括:① 组织氛围。好的组织氛围会降低个体的职业倦怠感,不良的组织氛围则会增加个体的职业倦怠感。② 奖惩机制。当工作单位缺乏奖惩措施或岗位设置不当时,容易对员工产生负面影响。③ 组织变革。如果工作单位总在不断变革,且没有和员工进行良好的沟通与交流,容易使个体产生职业倦怠。

(3)个人素质。包括:① 外控型人格。有这种人格特征的人常把成功和失败的原因归于外界。这种个性特点很容易让人产生无能为力的感觉,也很容易让人体验到倦怠感。② 低自尊水平。此类员工在面对挫折和打击时容易产生负面情绪,容易产生职业倦怠。

 ## 178. 不做职场的"行尸走肉"

——如何走出职业倦怠?

职业倦怠虽然会让我们感到不适,但也提醒我们需要积极关注自己并进行有效的调整,从个人角度出发,我们可以做的有:

(1)给自己设置一个合理的目标:因为人的能力、精力、机遇都是有限的,因此过高的目标往往很难达成,会给自己带来过大的压力。

(2)保持乐观,积极看待未来:乐观也包括正确地对待挫折与失败,并相信自己未来可以取得更好的成绩。

(3)换个环境,找到合适的定位:由于企业文化、组织氛围、领导方式等也是职业倦怠的原因,在条件允许的情况下,也可以争取调换岗位或单位。

（4）持续学习，提升自己：保持不断学习，更新知识，提高综合素质，并形成习惯，将职业做成事业。

除了以上这些建议外，我们还需要照顾好自己，保证充足的睡眠、多锻炼、健康膳食，合理分配工作和生活的时间，多给自己的心灵放个假。

专栏

专家关于改善职业倦怠的建议

1. 对个体的干预

（1）认知改变：使个体更清楚地认识自己和机会。

（2）积极面对：采取更积极的应对手段，而不是逃避。

（3）归因训练：把问题的原因归结为个体可控因素，如能力和努力等，提高内控力。

（4）提高主动性：尽最大努力改变环境，包括生活方式和文体活动。

2. 给企业或组织的建议

（1）明确任务和责任。

（2）提供建设性的反馈。

（3）更多地接纳员工的建议。

（4）科学、全面地评价工作业绩。

（5）提供跟工作相关的训练和信息。

179. 进退维谷，举步维艰

——如何面对职业发展中的两难选择？

喜欢的工作薪水不高，薪水不错的工作枯燥无味；想换的岗位环境舒适，但发展空间有限，现有的岗位事务琐碎繁杂，但有一个晋升机会。面对这些职业发展的两难选择，我们该怎么办？英国伦理学家边沁提出了"快乐测量法"，列出了七个标准，为我们做决策提供参考。

（1）强度：比较两个选择中哪一个的价值更有助于满足你的需要。

（2）确定性：优先选择能够带来比较确定的预期结果的选项。

（3）持久性：优先选择带来的预期结果较为持久的选项。

（4）远近性：优先选择能较快带来预期结果的选项。

（5）纯洁度：优先选择那些负面影响较小的选项。

（6）繁殖性：优先选择有助于其他价值实现的选项。

（7）广延性：优先选择的目标，其预期结果有较大范围的情景适用性。

180. 鱼与熊掌亦可兼得
——如何平衡工作和家庭？

每个人都在社会中扮演着数个角色：单位里的员工、骨干或领导，家庭中的儿女、伴侣和父母，每个角色都有我们需要承担的责任。然而现代社会节奏快、压力大，想扮演好各种角色，兼顾好工作和家庭实属不易，如何才能平衡两者间的关系呢？

（1）提高效率，不把工作带回家：提高工作效率首先要做到上班时间完成一天的任务，当任务较多时，学会做好时间管理。要努力提高工作能力，改善方法，提高效率。虚心向同事学习，汲取好的工作经验，尽量不把工作带回家。

（2）参与家庭，不做家庭隐形人：参与家庭并非意味着待在家里的时间长短，而是参与家庭事务的决策与解决。要与配偶、孩子和父母等共同承担家庭的责任，尽量抽时间一起做家务，一起讨论家庭事务及未来规划，一起外出聚餐等。因工作分居者要主动利用远程视频、语音、信息等渠道，与家人保持较密切的联系，特别是对承担家务的亲人要多赞扬、鼓励。

（3）注意忙中偷闲和闲中偷忙：这里的忙中偷闲是指不要一投入工作就忽视了家人，有时10分钟的体贴比10小时的陪伴更受用；闲中偷忙的意思是学会利用碎片时间，如起床前、晚饭后、睡觉前。

181. 人在江湖，身不由己

　　——特殊工作性质的人如何兼顾自己和家人？

　　长期在外工作和出差，照顾不到家庭，一年中和父母妻儿相处的时间很短。这种工作不但很辛苦，而且需要坚持。面对这样的情况，职场人不但要考虑如何关心、照顾家庭，也要学会关心和照顾好自己。

　　虽然不能常常回家，或无法抽出很多时间照顾家庭，但是我们至少可以尽量做到：① 多打电话，和家人聊聊日常、聊聊工作，心系家庭，增加自己和家人的联系；② 用微信留言或发几张图片，这是一种不需要彼此同时有空也可以保持交流的方式；③ 在能够回家的日子多陪伴家人，多分担一些家务，提高自己的家庭参与度。如果心情不好，可以和朋友小聚或者用恰当的方式调节，不要把坏情绪带回家。如果条件允许，还可以在回家的时候带些小礼物给家人，制造一些惊喜。

 182. 年年岁岁花相似，岁岁年年人不同

　　——如何应对职业的变化？

　　科技日新月异，经济飞速发展，我们的生活方式发生了巨大的变化，职业也在发生巨大的变化。40年前，铁路扳道工、弹棉花手艺人等职业在当年耳熟能详，但对于现在的年轻人来说已经陌生。40年后的今天，程序员、月嫂、营养师等从前未曾预料到的职业一个接一个地出现。在社会发展的进程中，我们随时会面临职业的变化，甚至从我们熟悉的领域进入一个全新的领域。这种转变可以分为主动转型和被动转型两种。相比于主动转型的有备而来，被动转型可称为劫后重生了。

　　无论是哪种转型，个人都要经历结束、迷茫和重生三个阶段。在转型过程中，人们关注的问题往往集中在两个方面：我怎么知道接下来要去做哪种工作？在新工作中,我之前的工作有可转换过来的技能吗？

如果你在之前的岗位上有一定的成就或经验,那就可以在这一基础上继续添加别的内容,使自己在新职业或新岗位中发挥作用。如果过去的工作经验无法在未来发挥作用,就需要考虑选择一个通过学习能胜任的全新行业了。综上所述,在转型的过程中保持开放的态度和终身学习的能力是非常重要的。

 ## 183. 功成身退,还是恋恋不舍？
——如何做好退休的准备？

退休是指劳动者达到一定年龄或因工、因病致残丧失劳动能力而退出工作岗位。退休是人生的重要转折点,对于工作了二三十年甚至更久的人来说,退休意味着生活将发生巨大的变化。不同的人对待退休的态度不同。有些人认为退休后可以好好享受晚年生活,但真的退休了,他们则有可能失望。另一些人对人生中这一重大变动早有准备,他们能够轻松愉快地开始新的生活。

因此,职业生涯规划也包括提前设计退休生活,以便做好退休前后的衔接。

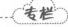

合理应对离退休综合征

离退休综合征是指老年人由于离退休后不能适应新的社会角色、生活环境和生活方式的变化而出现的焦虑、抑郁、悲哀、恐惧等消极情绪,或因此产生偏离常态行为的一种适应性的心理障碍,这种心理障碍往往还会引发其他生理疾病,影响身体健康。

离休和退休是生活中的一次重大变动,个体在生活内容、生活节奏、社会地位和人际交往等各个方面都发生了很大变化。如果因为适应不了环境的突然改变,而出现情绪上的消沉和偏离常态的行为,甚至引起疾病,就可称为"离退休综合征"。

离退休综合征通常表现为无用感、无助感和无望感,还常常伴有失眠、多梦、心悸、阵发性全身燥热等症状。其调节的方法大致包括:① 调整心态,顺应规律;② 发挥余热,重归社会;③ 善于学习,渴求新知;④ 培养爱好,寄托精神;⑤ 扩大社交,排解寂寞;⑥ 生活自律,保健身体。必要时还需对躯体疾病进行治疗,并积极寻求心理帮助。

（金明琦）

心理健康释疑解惑**300**问

压 力 篇

YALI PIAN

现代应激学说之父汉斯·塞利说过："我不能也不应该消灭我的压力,而仅可以教会自己去享受它。"生活中,无论何时何地都存在着压力,压力是否牵绊着我们的日常生活? 压力到底是什么? 压力有什么作用? 有哪些方法可以缓解压力? 本章将围绕这些问题进行阐述和解释,力求对你有所帮助。

184. "一杯水"会成为压力吗?
——压力的概念

在一节课上,一位老师拿起一杯水,然后问学员:"各位认为这杯水有多重?"有的学员说200克,有的学员说500克,答案不一。老师则说:"这杯水的重量并不重要,重要的是你需要拿多久?拿一分钟,一定觉得没问题;拿一个小时,可能觉得手酸;拿一天,可能得叫救护车了。其实这杯水的重量是一样的,但是你若拿得越久,手就会觉得越沉重。"这杯水就会形成一种压力,而随着时间的增加就会觉得越来越沉重,甚至无法承担。

"压力"一词最早是物理学中的概念,指施加在物体上的力。而压力成为我们的日常生活用语流行起来,始于著名生理学家汉斯·塞利的《生活中的压力》一书。该书阐释了人在慢性压力下的生理反应及其疾病关系。如今,压力被用来描述人们在面对工作、人际关系、个人责任等时所感受到的心理上的紧张状态。

压力(stress)又称为紧张、应激,是压力源作用于个体产生的一系列生理、心理和行为的反应过程,是机体觉察到内外刺激而产生的身心反应。

如果你想减压,就得把你一直拿着的那杯水放下!

185. "本末""轻重""缓急"
——如何认识压力来源?

一天,动物园管理员发现几只袋鼠从笼子里跑出去了,于是开会讨论,一致认为是笼子的高度过低造成的。所以他们决定将笼子的高度由原来的10米加高到20米。结果第二天他们发现袋鼠还是跑到外面去了,所以他们又决定再将高度加高到30米。没想到隔天他们居然又看到袋鼠全跑到外面去了,于是管理员们大为紧张,决定一不做二不休,将笼子的高度加高到100米。

一天长颈鹿和几只袋鼠在闲聊,"你们看,这些人会不会再继续加高笼子?"长颈鹿问。袋鼠说:"很难说,如果他们再继续忘记关门的话!"

事有"本末""轻重""缓急",关门是本,加高笼子是末,舍本而逐末,当然就不得要领了。当遇到问题时,我们便容易处于压力状态之下,只有当我们了解其来源(压力源),才能从根本上解决问题。

186. 压死骆驼的是最后一根稻草吗?
——压力的种类

在日常生活中,人们会不可避免地遭遇各类生活事件,在生存和发展过程中无法回避。如入学考试、完成困难的任务以及遭遇从未经历过的恋爱、婚姻、就业、失业、亲人亡故、迁居、旅游等事情。如果个体在某一时间段内,经历着某一种事件并努力去适应它,而且其强度不足以使我们崩溃,那么我们称这一压力为"一般单一性生活压力"。

在第一次世界大战期间,心理学家就发现"战场疲劳症"了。患有这类疲劳症的人,出现"心理麻痹",对外界反应减少,情绪沮丧或过度敏感,失眠、焦虑等症状。越南战争之后,人们将这类"战场疲劳症"命名为"创伤后应激(压力)障碍",多是因破坏性压力或者极端压力,包括战争、地震、空难、遭受攻击、被绑架、被强暴等重大灾难或创伤引起的。

最后,叠加压力是指多种极为严重和难以对付的压力。叠加压力可分为两类:同时叠加压力可表示为"四面楚歌",感觉所有的压力似乎迎面而来。而继时叠加压力就是"祸不单行","压死骆驼的是最后一根稻草"便是如此。在工作中,这种压力最容易引起职业倦怠。

生活烦恼有多少?——霍尔姆斯量表

1967年,霍尔姆斯和雷赫在美国对5000余人进行了关于生活事件(指造成人们生活上的变化、并要求对其适应和应付的社会生活情境和事件)对健康影响的调查研究。他们将当时美国人生活中常见的43项生活事件列成表格,把每一项生活事件引起生活变化的程度或达到社会再适应所需努力的大小,称为生活变化单位(life change unit,LCU),以此反映心理应激的强度。

仔细阅读表9.1中的每一事件,并记下去年经历该事件的次数。

表9.1　生活事件量表

事件	LCU	事件	LCU	事件	LCU
配偶死亡	100	离婚	73	夫妻分居	65
拘禁	63	家庭成员死亡	63	外伤或疾病	53
结婚	50	解雇	47	复婚	45
退休	45	家庭成员患病	44	怀孕	40
性生活问题	39	家庭添新成员	39	调换工作岗位	39
经济状况改变	38	好友死亡	37	工作性质改变	36
夫妻不睦	35	抵押超万元	31	抵押品赎回被取消	30
工作职责上的变化	29	儿女离家	29	姻亲纠纷	29
杰出的个人成就	28	妻子开始工作或离职	26	上学或毕业	26
生活条件变化	25	个人习惯改变	24	与上级产生矛盾	23
工作时间和条件改变	20	搬家	20	更换学校	20
娱乐改变	19	宗教活动改变	19	社会活动改变	18
抵押或贷款少于万元	17	睡眠习惯改变	16	家庭成员改变	15
饮食习惯改变	15	度假	13	圣诞节	12
轻微违法行为	11				

记分方法:去年经历这事件的次数与该项压力指数相乘,最后将各项的分数相加即为去年一年的生活压力总分。分数的意义如下:

0~149分：没有重大问题。

150~199分：有轻微的健康风险(有1/3的可能性患病)。

200~299分：有中度的健康风险(有1/2的可能性患病)。

300分以上：有严重的健康风险(有80%的可能性患病)。

187. "知其然要知其所以然"，压力究竟是怎么产生的？

——压力过程模型

压力是现代社会中人们最普遍的心理和情绪体验。所谓"人生不如意事十之八九"，任何人的人生，都不可能总是一帆风顺的，坎坷和挫折时有发生。

压力过程模型是进行压力管理的模型，主要包括压力源、个性特质、应对方式、压力反应和缓冲器五个部分，所有的步骤都受到已有的个人特征和同时存在的起缓冲作用的因素的影响。

例如，因为工作绩效不好，导致薪酬减少。在这个压力过程中，压力源便是工作绩效的高低。其中所有的步骤都受到该个体已有的个性特征和同时存在的起缓冲作用的因素的影响。因个人的差异会产生不同的影响，如积极的应对方式会产生积极的影响，比如人们通常会采取加班、合理利用资源等方式增加绩效来减轻压力。

188. 能"化压力为动力"吗？

——积极压力

一个农夫的一头驴不小心掉进一口枯井里，农夫绞尽脑汁想办法救出驴，但几个小时过去了，驴还在井里痛苦地哀嚎着。最后，这位农夫决定放弃，他想这头驴年纪大了，不值得大费周章把它救出来，不过无论如何,这口井还是得填起来。于是农夫便请来左邻右舍帮忙一起将井中的驴埋了,以免除它的痛苦。当农夫和邻居们将泥土铲进枯井时,驴刚开始了解到自己的处境时,哭得很凄惨。但出人意料的是,驴一会儿就安静下来了。农夫好奇地探头往井底一看,他大吃一惊:当铲进井里的泥土落在驴的背部时,驴的反应令人称奇——它将泥土抖落在一旁,然后站到铲进的泥土堆上面! 就这样,驴将大家铲倒在它身上的泥土全数抖落在井底,然后再站上去。很快地,这只驴的位置便上升到井口,然后驴在众人的惊讶中快步跑开了。

有时候我们就像"驴",难免会陷入"枯井"里,会被"泥沙"压倒,有些人或许一蹶不振,从此郁郁寡欢,而有些人却掌握了其中的秘诀:将"泥沙"抖落掉,然后站到上面去,以"化压力为动力"。

189. "心病"的力量有多大?
——消极压力可以置人于死地

2016年5月15日下午,启东市东海镇境内发生一起惨剧,一对情侣驾车突然失控冲入河中。待车辆被打捞上岸后,两人均已身亡。而令人痛惜的是,一名路人在目睹这一车祸惨状后,突发心脏病经抢救无效死亡。

可见,"心理压力"能把一个人活活杀死,你看"心病"的力量有多么的巨大!

研究表明过大的心理压力或者持久的压力都会引起机体过度的情绪紧张,导致体内身心活动失衡,从而带来一系列生理与行为紊乱,并由此引发各种心理疾病和心身疾病。

我的压力到底有多大? ——心理压力的测量

这份量表是在询问最近一个月来你个人的感受和想法,请你在每一个题项上作答时,指出你感受或想到某一特定想法的频率。作答尽量以快速、不假思索的方式填答,以期反映你真实的压力知觉状况。(每个问题有5个答案可以选择,它们分别代表:1.从不;2.偶尔;3.有时;4.经常;5.总是)

1. 一些无法预期的事情发生而感到心烦意乱。 答:(1 2 3 4 5)

2. 感觉无法控制自己生活中重要的事情。 答:(1 2 3 4 5)

3. 感到紧张不安和压力。 答:(1 2 3 4 5)

4. 成功地处理恼人的生活麻烦。 答:(1 2 3 4 5)

5. 感到自己能有效地处理生活中发生的重要改变。 答:(1 2 3 4 5)

6. 对于有能力处理自己私人的问题感到很有信心。 答:(1 2 3 4 5)

7. 感到事情顺心如意。 答:(1 2 3 4 5)

8. 发现自己无法处理所有自己必须做的事情。 答:(1 2 3 4 5)

9. 有办法控制生活中恼人的事情。 答:(1 2 3 4 5)

10. 常觉得自己是驾驭事情的主人。 答:(1 2 3 4 5)

11. 常生气,因为很多事情的发生是超出自己所能控制的。 答:(1 2 3 4 5)

12. 经常想到有些事情是自己必须完成的。 答:(1 2 3 4 5)

13. 常能掌握时间的安排方式。 答:(1 2 3 4 5)

14. 常感到困难的事情堆积如山,而自己无法解决它们。 答:(1 2 3 4 5)

记分方法:量表由14个题目组成,分别是6个正向题目和8个反向题目,其中反向计分的题目分别是4、5、6、7、9、10、12、13。最后统计量表的总得分,得分越高说明被试的心理压力越明显。计算分值的方法为:"从不"记1分,"偶尔"记2分,"有时"记3分,"经常"记4分,"总是"记5分。分数的意义如下:

14~28分:知觉到的压力较低。你当前的压力处于低水平,能掌控自己当前的生活,不会因为一些无法预料的事情发生而感到心烦意乱和惊慌失措。

29~42分:知觉到的压力适中。这个分数指出你生活中的兴奋与压力量也许是相当适中的。偶尔会有一段时间压力太大,但你也许有能力去享受压力,并且很快地回到平静状态,因此你面临的压力对你的健康并不会造成威胁。不过做一些松弛的练习仍是有益的。

43~56分:知觉到的压力较大。你当前经历较大的压力,它可能已经对你的身心健康造成负面影响,需要你采取措施加以调节。

57~70分:知觉到的压力非常大。你的压力过大,身体可能会有一些症状,急需减压,可以寻求专业人员的帮助。

190. 如何把压力调控的钥匙抓在自己手中?
——压力与工作效率

庄子说,山林里只有一种散材,既不因为其高大挺拔而被伐去廊庙做栋梁,也不会因其蓬杂一无是处而被砍去当柴薪。这样的树木方能苟全于乱世,得以颐养天年。

泰戈尔说,花为什么谢了呢? 我的热烈的爱把它紧紧压在我的心上,因此花谢了。琴弦为什么断了呢? 我强弹了一个它力不能胜的音节,因此琴弦断了。

心理学家耶克斯与多德森经实验研究归纳出一种法则,用来解释心理压力、工作难度与工作效率三者之间的关系。动机强度与工作效率之间的关系不是一种线性关系,而是倒U形曲线(图9.1)。而中等强度的动机最有利于任务的完成。

从图9.1中我们可以得出以下结论:① 各种活动都存在一个最佳的动机水平。② 动机的最佳水平随任务性质的不同而不同。③ 在难度较大的任务中,较低的动机水平有利于任务的完成。

我们可以据此把压力调控的钥匙抓在自己手中,根据自身实际,调控自己的压力。

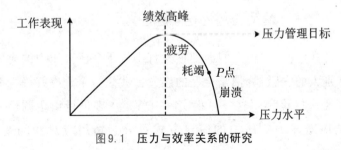

图9.1 压力与效率关系的研究

191. 女人和男人对压力的反应不同吗?

——压力的性别差异

汤姆想安静地读报纸,以求放松;而玛丽女士想把心情和想法说出来,以求内心的舒服,两个人的需求不同。汤姆认为玛丽太过啰唆,废话太多,一气之下,拍屁股走人,或者干脆一言不发,埋头做事。玛丽也知道汤姆是想安静读报,以求放松,可她认为汤姆忽视她的感受,冷落她,尽管汤姆不愿跟她谈,但她坚持让汤姆开口和她说话。显然,玛丽的做法违背了汤姆的意愿,于是冲突就爆发了。

一般来说,面对压力时,男人的精神和注意力高度集中,比较沉默寡言,除非把问题解决,否则他一刻不得安宁;女人面对压力,往往不知所措,心情紧张,容易情绪化,更多的是宣泄。由于性别的差异,人们对待压力的处理方式不同。

研究显示,在战或逃反应被认为是人类面对压力的唯一反应时,男人表现更多的敌意,而女人倾向于表达爱心。

192. "横看成岭侧成峰"

——情绪应对还是问题应对?

在日常生活中,当人们遇到很大打击或承受巨大压力的时候,通常拒绝别人的安慰,哪怕是自己的亲人:"我想一个人好好静一静,希望你不要来打扰我。"这一过程实际上就是人在进行情绪调整,以便更好地应对压力。压力的应对方式可分为情绪应对和问题应对两种。

情绪应对往往是应对压力的第一个阶段。当一个人感到有压力的时候,会出现负性情绪反应,把大部分的能量和精力都放在了情绪上面,去感受和试图控制这些情绪反应,从而影响了自己的理性思维。所以,当面对工作压力的时候,第一步是要调整好情绪,让自己安静下来,以便能够冷静地思考问题。压力的解除在情绪应对阶段实现的可能性非常小,绝大多数的压力要随着问题的解决方能解除。

问题应对往往是经过了情绪应对阶段以后,人们能够用一种理性的心态去面对压力,从纷乱的情绪中撤出,投入到对问题的解决过程中。此时,我们能够用清晰敏锐的大脑去思考问题,能够聚焦于具体的问题,发挥所有的能力来思考解决问题的方法。

在应对巨大压力的时候,这两个过程往往都会出现,情绪应对往往先行。我们每一个人都要提高情绪控制的能力,缩短情绪反应的时间,尽快转入问题应对。

193. "我控制不住我自己,怎么办?"
——压力和情绪

心理学发现:如果人是快乐的,大脑就会分泌多巴胺等"益性激素"。益性激素让人心绪放松,产生快感,这种身心都很舒服的良好状态可使人体各种机能互相协调、平衡,并促进健康。一个人在大发雷霆时,身体会产生"压力激素"。压力激素主要包括两种:一是肾上腺素,二是皮质醇。

当人体肾上腺素增加时,会导致心脏收缩加快,血液快速流动到人体四肢,血管收缩加快,以应对面临的压力,或是战斗,或是逃跑。在有紧急事件出现的时候,人体内会立即分泌大量的肾上腺素。皮质醇的作用是维持血压和血糖的稳定。

如果肾上腺素与皮质醇两种激素分泌时间太久或太多,就会导致生理上的疲劳,情绪抑郁、暴躁,使人产生压力相关障碍或躯体疾病。也就是说,当一个人压力过度时,情绪、身体都会出现一系列的问题。

194. 父母不可说、妻儿不可说、朋友不可说吗?
——压力与人际交往

研究发现,任何引起巨大压力的生活状况,比如财务困难或家庭危机,都会增加健康风险。但并非每个人都会这样,那些人际关系好、人际沟通能力强的人,会很少受压力的影响。因此,人际交往可以缓解人们的压力,向人求助和帮助别人都能使人减压,使压力得到释放。

寻求社会支持,即在人际圈里寻求帮助,是面临压力时自然产生的心理和行为。当我们面临困难或挫折时,主动去跟亲人、朋友倾诉自己的烦恼,不管他们有没有提供实际的建议和帮助,这个过程就已经让自己的压力得到了释放。因此,我们在日常生活中,应尽可能地与亲人、同学、同事、领导等保持良好的人际关系,多给别人提供帮助和关心,形成广泛、可用的社会资源。

 195. 喝酒真的能缓解压力吗?
——酗酒的危害

酒精能"镇静神经"的观念由来已久,希腊诗人阿尔凯奥斯说:"我们绝不能让我们的灵魂屈服……最好的防御方法就是调酒,然后把酒喝个精光。"人们普遍认为酒精可以减轻压力,即所谓"借酒消愁"。

酒精研究员迈克尔·塞耶特博士说:"如果你习惯通过喝很多酒来减轻压力,那么你大脑的化学物质就会发生改变。而大脑正常的非酒精状态开始改变,在某些情况下可能会让人变得更加焦虑。这种新的焦虑会进一步刺激人饮酒,所以压力和酒精会产生雪球效应。"

关于喝酒能缓解压力的研究很少,但是酗酒带来的危害屡见不鲜。大量的研究证明,酗酒对我们的身体有许多的危害:酗酒能影响视力,升高血压,导致肝脏病变和骨质疏松,影响女性经期以及使人皮肤老化等。长期酗酒会对神经系统产生不可逆转的病变。因此,通过饮酒减压是不可取的。

 # 196. 睡眠能赶走压力吗?
——睡眠对减压的意义

马王堆汉墓竹简《十问》中提到"一夕不卧,百日不复",凡注重养生之道的,无不重视睡眠。当我们工作不顺、压力大、心情低落和烦闷时,有人会说:"睡一觉就好了,明天又是新的一天。"睡眠真的可以缓解压力吗?

人一生中有三分之一的时间是在睡眠中度过的,睡眠是生命的需要,人不能没有睡眠。睡眠能使大脑得到休息,使身体的能量得到补充,增强自身抵抗力,促进人体的正常生长发育,使人体得到充分的放松等。睡眠对于保护人的心理健康和维护人的正常心理活动极其重要。

美国宾夕法尼亚大学的研究人员发现,如果有人被限制在一个晚上只有4.5小时的睡眠并且持续一周的情况下,受试者报告感觉到更多的是愤怒、悲伤、心力交瘁和压力。当患者恢复正常的睡眠时,他们报告情绪有了显著的改善。

研究表明,睡眠质量差将造成压力应对能力的不足,其中包括生理平衡能力不足以有效地应对压力事件。压力可通过神经和内分泌系统的活动紊乱扰乱睡眠,降低睡眠质量;而低睡眠质量也可以通过紊乱的生理活动增加压力感。睡眠质量差和压力引起了共同的生理变化,许多学者也因此将睡眠剥夺或睡眠质量不佳看成是压力来源之一。

197. 如何在压力下"笑"对前行？

——微笑治疗

堪萨斯大学心理学家塔拉·卡夫和莎拉·普雷斯曼针对微笑和压力进行了一项研究。他将志愿者分为3组：自然表情组、标准微笑组（只涉及嘴部周围肌肉）和真诚微笑组（不仅嘴部四周肌肉运动，眼周肌肉也参与）。每一组又分成两部分，一半明确知道自己做出自然表情、标准微笑或真诚微笑的表情，另一半根据动作要领露出相应的表情。要求志愿者在压力情境下，依旧保持着自身的面部表情。结果发现，在面临压力的时候，标准微笑组和真诚微笑组志愿者的躯体反应强度都更低，心理健康程度较高。

《心理学》杂志官网引用卡夫的研究结果认为："承受短时间压力时，无论内心是否快乐，微笑这个动作都有助于降低身体的压力反应强度，有益于心理健康。"此外，还有研究指出微笑是最好的面部体操，微微一笑就能牵动面部13块肌肉；微笑能加速血液循环，增强心血管功能，使局部和整个身体供血充足；微笑能使人吸入更多的氧气，保持呼吸通畅，促进新陈代谢。

在快速变革的现代生活中，大部分人都承受着或大或小的压力，在不知不觉中忽略了"微笑"。养成微笑的习惯，定会助力于你在压力中前行。

198. "山重水复疑无路，柳暗花明又一村"

——如何学会创造性地解决问题？

心理学家马斯洛说："创造性是对付压力变化的一种必备技能。"生活中的压力无处不在，难以避免，有的人被压力打败，一蹶不振；而有的人能够迎难而上，善于面对。

在某国道边有一个饭店,开业以来生意很不景气。老板看着众多车辆往来频繁,却很少有人停车,为此十分头疼,感到生意做不下去,准备歇业了。他百思不得其解,为什么自己物美价廉的饭店,却不能招来顾客呢?这时饭店的厨师给他一个建议:在饭店旁建一座漂亮的卫生间,并做一个非常醒目的标识,整修好停车场和外环境。老板听从了厨师的建议。不久,路过车辆为了方便在此停车休息的越来越多,许多人同时光顾饭店就餐,生意变得十分兴隆。

创造性解决问题的特征是奇思妙想,其背后的思维过程包括发现问题、理解问题、提出假设和检验假设四个阶段。本案正是迎合当下旅客的生理和心理需求特点,不落俗套地进行与众不同创新设计的范例。

199. 时间紧,任务重,压力大,我该怎么办?
——时间管理技术

时间管理是指通过事先规划和运用一些方法,实现对时间的有效运用。这里介绍几种方法:

(1) 合理规划时间:知道你的时间是如何花掉的。挑一个星期,每天记录下每30分钟做的事情,然后做一个分类和统计。一周后进行总结、分析,寻找更有效率的时间安排。

(2) 注意要事为先:几乎所有人在每天的工作和生活中都有干不完的事,重要的就是分清轻重缓急。对那些很急但是不重要的事情要学会放弃,要善于说"不",这样才能确保不会成为"急事"的奴隶。

(3) 计划好先后顺序:有一个教学生做时间管理的老师,他上课时带来两个大玻璃缸和一堆大小不一的石头。他做了一个实验,在其中一个玻璃缸中先把小石头、沙倒进去,最后大石头就放不下了。而另一个玻璃缸中先放大石头,其他小石头和沙却可以慢慢渗入。时间管理就是要找到事务的优先级。

(4) 用好"二八原则":即人如果利用最高效的时间,只要20%的投入就能产生80%的效率。反之,如果使用最低效的时间,80%的时间投入只能产生20%的效率。一天头脑最清醒的时候,应该放在最需要专心的工作上。我们要用好一天中20%的最高效时间,此时多是早晨、下午或晚上,但因人而异。

做好时间管理,提高做事效率

时间管理有很多种方法,如四象限法则、计划清单表格、碎片时间清单、甘特图等。这里要向大家介绍四象限法则。

四象限法则是一个重要的时间管理理论,它是把工作按照重要和紧急两个不同的角度进行划分的。如果把重要和紧急分别作为横坐标和纵坐标的话,由此可以产生四个象限(图9.2),针对不同象限的问题我们处理的方法不同。

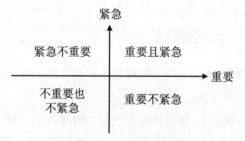

图9.2 时间管理四象限图

既重要又紧急的事情要立刻去办;重要但不紧急的事,分解任务、制订计划、按部就班地完成;紧急但不重要的事情,可以不做或与他人分担;既不重要也不紧急的事,完全可以不去处理,节省下来的时间就可以陪伴家人、享受生活了。

 200. 被你所忽视的吸气和呼气,作用真的这么大吗?

——呼吸减压法

《素问·平人气象论》记载:"人一呼,脉再动;一吸,脉亦再动;呼吸定息,脉五动。"

在大多数西方人认为只有两种呼吸方式的时候(吸入和呼出),亚洲人已经把呼吸看作一种治疗方式研究并运用了好几千年。如今心理治疗师会建议患者在练习横膈膜呼吸的同时,将呼吸和心理意象结合,想象将疼痛部位的疼痛"呼"出体外。接下来就来感受呼吸的魅力吧。

首先,要采取一个舒适的姿势,最好能把手放在胃部,感受每次呼吸时腹部的起伏。然后,集中注意力(偶尔走神也没关系),重新把注意力放在呼吸上。每次重复呼吸"感觉气流进入你的鼻子(或嘴巴),深入你的肺部,感觉你的胃部起伏;气流离开你的肺部、喉咙和鼻腔"。最后,要实现"可视化",即将呼吸和想象结合起来。每次吸气,想象干净清新的空气进入体内,让你充满活力和能量;每次呼气,想象离开身体的是浊气,将你的压力、疲劳都排出体外。在你的呼吸之间,你会慢慢发现自己的身体越来越放松了。

当你背负的压力不堪重负时,不妨感受进入你体内的空气,或许会有意想不到的惊喜。

 ## 201. 听一曲"鸭梨山大",能缓解你的压力吗?
——音乐治疗

许多研究发现,乐曲节奏旋律、速度、协调等的不同,可以产生镇静作用、兴奋作用、镇痛作用、降压作用和情绪调节作用等不同的效果。音乐减压是人处于边缘状态(意识和潜意识间的一种状态)下的一种让人身心深度放松的心理减压方法。

如何进行音乐治疗呢?首先,乐曲选择。要尽量选择慢速度的器乐演奏或乐曲节选,并充分享受音乐片段。其次,设置音乐环境。为了充分享受音乐治疗,所有的干扰因素都要排除或控制到最小,这样我们的注意力才能集中。然后,调整姿势和认知,以便开发我们右脑的潜能。最后,创作音乐。积极主动地创作属于自己的音乐,可以哼歌、吹口哨或弹奏乐曲,或自己作词谱曲等。

 ## 202. 怎样通过体育运动科学缓解压力?

——体育锻炼

随着人们对压力和体育运动关系深入的研究,逐渐发现并非所有的体育运动都能达到相同的效果。要帮助人们对抗压力,体育运动必须在强度和专注度这两个方面下功夫。那么怎样才能通过体育运动科学地缓解压力呢?

两次获得西班牙轻重量级拳击比赛冠军的克里斯蒂安·莫拉莱斯说:"拳击是一项高强度运动,进行拳击运动时身体会释放大量内啡肽(使人感到兴奋的激素)。此外,它还能让你将注意力集中在你正在做的事情上,不去考虑其他事情。击打沙袋的时候你会自然而然地释放所有压力。"

如果压力来源于工作,那么就参加一些以集体配合为主的运动,如打篮球、打排球等,通过这些运动在集体协作、默契配合中享受愉悦、快乐、幸福的感觉,使忧烦的心绪得以排解。此外,还可以进行有氧运动,比如慢跑、打太极拳等。

 ## 203. 伤口真的痊愈了吗?

——应激(压力)障碍

应激相关障碍又称压力障碍,旧称反应性精神障碍或心因性精神障碍,是指一组主要由心理、社会(环境)因素引起异常心理压力反应而导致的精神障碍,包括急性应激(压力)障碍和创伤后应激(压力)障碍。

急性应激(压力)障碍在严重交通事故后的发生率一般为13%~

14％;在暴力伤害后的发生率大约为19％;在集体性大屠杀后的幸存者中的发生率大约为33％。

2001年美国"911"恐怖袭击后,纽约市一项健康项目的数据显示,至少有一万名消防员、警察和市民在袭击事件后被诊断出患有创伤后应激(压力)障碍,他们长期面临着噩梦、失眠、注意力无法集中等问题。其中某些重大的创伤事件导致的经历有可能使亲历者难以逃脱,会在一定条件下出现诸如创伤回忆、闪回、噩梦、触景生情和负性情绪等症状。

如果因压力引起上述压力障碍,需要及时求助心理医师。

(参见情绪篇第56问)

（黄 晓）

家 庭 篇

JIATING PIAN

列夫·托尔斯泰说过:"幸福的家庭都是相似的,不幸的家庭各有各的不幸。"家庭,是生命开始的地方,也是关系建立的地方,它给人以希望,给人以陪伴。拥有幸福的家庭生活是父母和子女的共同期望。那么,什么才是幸福家庭的模样呢? 健康和谐的家庭关系会对儿童身心发展及学业成绩产生哪些影响呢? 本篇将围绕这些问题进行阐述和解释,力求对你有所帮助和启迪。

204. 夫妻关系大于亲子关系

——什么是健康的家庭关系？

　　家庭，以婚姻、血缘或收养关系为基础，以情感为纽带，是由包括父母、子女及其他共同生活的亲属在内构成的社会单位。家庭是传递爱的载体，从父母传给孩子，再由孩子向下传递。然而，家庭中最重要的，应该是夫妻关系，而不是亲子关系。对此，心理学家曾奇峰形容说，夫妻关系是"家庭的定海神针"。

　　在三世同堂的家庭中，如果夫妻关系是家庭的核心，拥有第一发言权，那么这个家庭就会稳如磐石。相反，如果亲子关系（包括公婆与丈夫、岳父母与妻子、丈夫与孩子、妻子与孩子）凌驾于夫妻关系之上，就可能会导致糟糕的婆媳关系，甚至严重的恋父、恋母或恋子情结。因此，要想营造一个健康的家庭系统，必须将夫妻关系置于家庭中最重要的位置。

　　——如果你是儿子，就要明白，爸爸才是妈妈最爱的人；

　　——如果你是女儿，就要明白，妈妈才是爸爸最爱的人；

　　——如果你是父亲，就要对女儿说，我爱你，但妈妈才是陪伴我一生的人；

　　——如果你是母亲，就要对儿子说，我爱你，但爸爸才是陪伴我一生的人。

　　这才是健康的家庭之道。

 205. 婚姻是爱情的坟墓

——什么是婚姻？

　　钱钟书说："婚姻如围城，城里的人想出去，城外的人想进去。"婚姻咨询专家爱默生·艾格里奇博士经过30多年的婚姻咨询工作，发现了经营婚姻的真谛——爱与尊重,他提出了著名的"男人需要尊重,女人需要爱"的观点。

对于妻子来说,丈夫的爱就是要做到以下几点:常常走到她身边和她聊聊天,让她感受到你对她的爱;让她在你面前畅所欲言地诉说烦恼;当她遇到难题时,尽量不要说"不用管它了,顺其自然吧!"这样的话;对她永远忠诚;让她感觉到她的所做所想对你来说都很重要,你的生活里不能没有她。

对于丈夫来说,妻子的尊重要做到以下几点:支持他;尊重和理解他对于保护你和家庭的责任;相信他有分析事情和解决问题的能力;不管什么时候,都愿意静静地陪在他身边;做他的朋友,而不只是爱人。

研究发现,一个常常被丈夫表达爱意的妻子,会变得容光焕发,温润如玉;一个总被妻子尊重的丈夫,会精神饱满,神采奕奕。

 # 206. 握着彼此的手,就像左手握右手

——婚姻有哪些阶段性特征?

一项脑研究发现,那些在一起多年的伴侣,在想到对方时,与激情相关的脑区虽已不再激活,但与依恋相关的脑区却被显著激活。这说明,结婚多年,虽然彼此已不再是一见面就脸红心跳的恋人,但却是牵着手就能心律变齐的伴侣。

从激情似火的"浪漫式伴侣"变成平和稳定的"朋友式伴侣",当风花雪月遭遇柴米油盐,如何顺利过渡呢?

一份关于中国离婚现状及发展趋势的报告指出,自20世纪80年代以来,我国的离婚率逐渐攀升。2020年的离婚率更是高达39.33%,几乎是20世纪的2倍。悬殊如此之大,关键在于彼此间的承诺度。以前的人不管关系遇到怎样的困难,都从未想过要离开眼前的伴侣,心里想的全是如何解决问题。但反观现代社会,更多的是"出了问题就想分手"的自暴自弃的态度。

只有坚定和眼前这个人共同奔赴未来的承诺与信念，才有熬过婚姻平淡期的毅力，发展出真正亲密深厚的关系。

 ## 207. 每周5小时，七年之痒不再痒
——不良婚姻状态如何调试？

或许处在婚姻中的你，逐渐感受到漫长的婚姻生活带给你和伴侣的是无话可说和无言以对，曾经的乍见之欢也变成了如今的久处生厌。"婚姻教皇"约翰·戈特曼在经过长期对婚姻有问题的夫妻的调查之后，为我们提供了简单的每周5小时法则，以帮助改善婚姻关系。

（1）道别：早上出门前确保了解一件伴侣今天要做的事，每天2分钟，5天总共10分钟。

（2）重聚：每天下班和伴侣进行20分钟的减压谈话，5天总共1小时40分钟。

（3）赞美与欣赏：每天想办法向伴侣表达情感和欣赏5分钟，7天总共35分钟。

（4）喜爱：夫妻在一起的时候表示亲热、亲吻、拥抱和牵手，每天5分钟，7天坚持35分钟。

（5）约会：每周单独约会2小时。

以上总计5小时。每周只需要这5小时的小小投入，你的婚姻将有可能发生巨大的改变。

 ## 208. 对婚姻伤害最大的5种相处模式
——看看你有没有？

近年来，婚姻当中的鸡毛蒜皮让人们的结婚意愿不断下降，恐婚族屡见不鲜，离婚率一路攀升。好的婚姻让你和伴侣容光焕发、共同成

长,坏的婚姻则让你心生怨恨、影响身心健康。这里列出5种伤害最大的婚姻相处模式,看看你有没有,并尝试一下解决办法。

(1)冰窖式婚姻:一方视另一方如空气,双方几乎没有交流,婚姻形同虚设,名存实亡。建议:如果夫妻之间还有改变关系的意愿,可以通过一些方式唤起埋藏在夫妻双方心中的爱。

(2)烈焰式婚姻:两人不分场合歇斯底里地争吵,这种模式不仅破坏夫妻感情,还会在孩子心中种下恐婚的种子。建议:可以在专家帮助下一起学习非暴力沟通方式。

(3)丧偶式婚姻:家中女性承担了绝大部分养育任务,男性主要负责上班,夹在家庭和工作中的女性心力交瘁。建议:女性留出属于自己的时间和精力,多邀请和鼓励男方参与。

(4)怨偶式婚姻:一边做,一边抱怨,听的人感到厌烦,只想逃离。建议:作为抱怨的一方,请允许自己休息;不做的一方需承担部分家务,多表达感恩。

(5)无边界式婚姻:原生家庭对小家庭的干涉过重,双方矛盾积重难返。建议:成人在表达对父母爱的同时,需要学会心理断乳,树立边界意识,学会对自己的选择和家庭负责,找到彼此的位置。

 ## 209. 婚姻破裂的征兆有哪些?
——不良夫妻关系的表现

有研究指出,糟糕的婚姻会让寿命缩短4年,而破裂的婚姻更会给孩子带来难以估量的伤害。你的婚姻质量是良好,还是糟糕呢? 婚姻专家约翰·戈特曼提出的下列标准,可帮助你查看你的婚姻状态。

(1)每次谈话以一个苛刻的方式开始:比如:"你这个人做什么都坚持不了一个月。"批评针对的是人,而不是事。苛刻的开始常常加剧夫妻间的情感疏远和孤独感,导致婚姻逐渐凋亡。此时,有40%的夫妻会离婚。

（2）出现"末日四骑士"：① 批评对方提出的每一条建议，如"你以为你有了工作就会好好干活吗？"② 鄙视对方所做的所有事情，如"你认为你干得很不错嘛，一到家就四处溜达，或躲到浴室里不出来"。③ 为自己辩护，如"我这么忙还不都是为了这个家"。④ 冷战。双方互不理睬，有时候可能利用孩子在中间传话。

（3）彼此被消极的情绪所淹没：情绪淹没意味着配偶的消极情绪突然爆发而且势不可挡，让你觉得自己不堪一击。

（4）出现身体语言：如心跳加快、血压升高或条件反射式的"打"或者"逃"。85％的婚姻中，丈夫都是冷战者。因为男人的心血管系统容易被激活，较难平复。夫妻冲突会让男人消耗更多的精力，所以男人更愿意逃避。

（5）总是被拒绝：当一方尝试修复失败的感情时，遭遇到的只有对方的拒绝。

（6）所剩无几：双方只剩下糟糕的回忆。

210. 他们从不吵架，为什么会离婚呢？
——建设性冲突有益于亲密关系

有一对夫妻，他们郎才女貌，非常般配。平时婚姻生活看起来也很和谐，朋友圈经常能看到他们晒互赠的礼物，或一起游山玩水的照片。结婚十多年了，他们从不吵架，也从没红过脸，但是突然有一天，他们离婚了。

后来亲朋好友才知道，他们确实从不吵架，在家里夫妻都是自顾自地在电脑前玩游戏，几乎没有任何交流。遇到问题时，双方都选择回避的态度，不沟通、不讨论、不争吵。当出现由于生活习惯差异和饮食爱好不同导致分歧和矛盾的时候，他们谁也不愿先低头，只会生闷气，久而久之，彼此的裂痕便越来越深。

美国婚姻问题专家温格·朱利经过调查发现，再恩爱的夫妻，一生中都有200次想离婚的念头和50次想要掐死对方的冲动。心理学家巴赫和怀登在《亲密关系》中也指出,夫妻之间产生分歧是不可避免的,当出现分歧的时候,没有比努力地好好争吵一番更有助于亲密关系的了。这样的冲突属于建设性冲突,可以给彼此提供一个了解伴侣和自己的机会,因此不仅不会破坏关系,反而有助于促进伴侣间的亲密程度。这样看来,不争不吵的婚姻也许反而缺失了这一了解彼此需要和感受的重要渠道。请注意:建设性冲突一定是理性的和有分寸的。

 ## 211. 为什么相爱容易相处难?

——不良夫妻关系的心理疗法

有一对新婚夫妻,每天如胶似漆,十分相爱。他们婚后育有三个孩子,但是夫妻关系却越来越差,吵架不断,发展到分居。真是相爱容易相处难! 于是,他们决定一起去找心理师。

心理师敏锐地察觉到了女方的表达方式:她不断地、不分青红皂白地对丈夫挑肥拣瘦。心理师采用分析性的治疗方法,启发她回忆:"你现在这样的处理方式是向谁学的?"该女士回想到了她的爷爷。在她小时候,她的爷爷是一个饭店老板,经常在饭店里折磨她的奶奶,揪奶奶的头发,拖着她四处现眼,让奶奶十分愤怒和难堪。

心理师帮助她认识到,在她心里对丈夫的不满情绪和由此表现的行为方式是对爷爷行为的愤怒的投射。在心理师的分析和指导下,她逐渐学会用正常的方式对待丈夫,夫妻关系逐渐恢复正常。

 ## 212. 我们是夫妻,还是室友呢?

——无性婚姻的概念

无性婚姻指的是没有性生活的婚姻。社会学家认为,夫妻间如果没有生理疾病或意外,一个月以上没有默契的性生活,便算是无性婚姻。

为什么会出现无性婚姻呢? 调查发现,无性婚姻的发生多集中于家庭中第一个孩子出生之后。哺乳期间的女性,性欲会有所减退;而男性也可能因目睹生育全过程而造成心理阴影;照料孩子的身心俱疲、生育导致身材走形转而出现的自卑心理等,使得夫妻双方都无暇和无力性爱。如何改善无性婚姻状态呢?

(1) 好好谈谈性,和伴侣谈一谈彼此的喜好、需求、性幻想、期待的性爱方式、能接受的程度,找到适当的方式改善性生活质量。

(2) 试着改善彼此的亲密关系,创造激情。

(3) 男人多做一点家务,多带带孩子。研究发现,男性表现越好,夫妻的性爱频率、生活质量就越好。

(4) 必要时求助专家。

 ## 213. 家丑真的不可外扬吗?
　　——遭遇家庭暴力的建议做法

家庭暴力是指家庭成员之间以殴打、捆绑、残害、限制人身自由以及经常性谩骂、恐吓等方式实施的身体、精神等侵害行为。全国妇联的一项调查显示,我国有近30%的已婚女性曾遭受家庭暴力,其中一部分人甚至因为家暴而发生自杀或他杀等极端事件。不少女性因"家丑不可外扬"的心理以及性格上的弱势选择沉默,导致施暴者有恃无恐。家庭暴力是违法行为,遭遇家庭暴力,应该如何应对呢?

家庭暴力只有零次和无数次的区别,受害者在面对第一次施暴的时候,就应该勇敢地说"不",绝不示弱。要让施暴者清楚,你是不可以忍受暴力的,家暴是违法的。家庭暴力不是家务事,而是违法行为。当家庭暴力已经危害到人身安全时,请务必及时报警。

(参见我国有关反对家庭暴力的法律规定)

214. 离婚后无法适应怎么办？
——离婚后的心理调适

"愿娘子相离之后，重梳蝉鬓，美扫蛾眉，巧呈窈窕之姿，选聘高官之主，解怨释结，更莫相憎。一别两宽，各生欢喜。"这是来自唐代的离婚协议书。结婚，是为了走进幸福；在某些情况下，离婚，也是为了幸福。但如果你只是简单地认为离婚了，所有的一切就彻底结束了，那么离婚之后的不适应可能会让你猝不及防。而面对离婚后的心理不适，应该如何进行调适呢？

（1）坦然面对现实，转移注意力：不论以什么方式离婚，都不应该再怨天尤人，此时应坦然地接受现实，并将自己的注意力转移到工作和学习上。做好自我调节，努力适应当下的环境和社会。

（2）发展自己的兴趣爱好：结束一段错误的婚姻关系，并不代表全部人生的结束。此时的你可以发展自己的兴趣爱好，如手工、插花、绘画、瑜伽，艺术的世界可以丰富人的认知。你还可以到近郊或向往的地方游玩一番散散心，感受季节的变换，不同的人文或风景会让心胸变得开阔起来。

（3）善于寻找社会支持：平时多与家人、朋友和同事相聚聊天，他人的关怀会给你带来走出消极情绪的力量。

（4）积极寻求专业帮助：如果你通过自我调节，仍然深陷不良情绪无法自拔，建议寻找专业的心理医生，以免因放任不良情绪发展，积郁成疾。

215. 爸妈离婚了，我变成了多余的人
——如何把离婚对孩子的伤害降到最低？

两个人的离婚，伤害最大的多是孩子。调查发现，离异家庭孩子的

身体健康状况较普通家庭更差,平均智商比其他孩子也要低,学习成绩较差,长大后甚至会产生恐婚心理。然而,研究显示,真正影响孩子身心健康的并非父母的婚姻状况本身,而是父母离异后与孩子的互动方式。如何把离婚对孩子的伤害降低到最小呢? 要注意下列几点:

(1) 离婚后,不要当孩子的面诋毁另一方;不要问孩子:"你觉得是爸爸的错,还是妈妈的错?"卷入"斗争"中长大的孩子,性格会变得内向,甚至会自卑和抑郁。

(2) 及时、耐心地告诉孩子真相,不要遮遮掩掩。要告诉孩子,爸爸还是他的爸爸,妈妈还是他的妈妈,虽然爸爸妈妈分开了,但是对他的爱与责任依然不变。

(3) 鼓励孩子表达自己的情绪。要用正确的方法鼓励孩子表达自己的情绪,可以通过玩"真心话大冒险"等游戏帮助孩子打开心扉。

(4) 不阻碍对方探视,且积极履行父母的义务。条件允许的话,父母共同出席孩子的重要场合,比如每年的生日、毕业典礼等,帮助孩子破除"你爸爸妈妈不要你了!"的流言。

216. 你了解你的伴侣吗?
——完善你的爱情地图

"爱情地图"是美国"婚姻教皇"约翰·戈特曼提出的,指的是对伴侣的了解程度。约翰·戈特曼通过长达40年的研究,发现了保持婚姻幸福的秘诀并不在于消除彼此间的争吵和冲突,而在于培养彼此间的共同友谊,加深对伴侣的了解。

想要婚姻幸福,就要完善你的爱情地图。比如,他(她)知道你最想做的事情,知道你最讨厌的味道,了解你对婚姻的需求以及内心最深处的恐惧等。甚至有的时候,只要你的一个动作或一个眼神,他(她)就知道你想做什么。

拥有详细爱情地图的伴侣,能更好地处理生活中的突发事件与冲突。调查显示,从一开始就拥有详细爱情地图的夫妻,即使在面临第一个孩子出生后的巨大适应性危机时,他们的婚姻仍然很幸福。因为丈夫和妻子已经养成不断更新对方生活习惯与模式的习惯,在此基础上,专心致志地关注彼此的感受和想法,这样在两口之家变成三口之家的各种烦扰中,爱情地图将能很好地守护他们的婚姻。

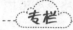

爱情地图问卷

如实回答下列问题,你会知道自己爱情地图的质量。为了准确了解你们的婚姻是怎样运用第一个法则的,你和配偶都要回答下面的问题。阅读每一个句子,并在"正确"(T)或"错误"(F)上画圈。

1. 能说出配偶挚友的名字。　T　F

2. 知道配偶目前面临的压力。　T　F

3. 能说出最近让配偶觉得恼火的人的名字。　T　F

4. 能说出配偶的某些人生梦想。　T　F

5. 非常了解配偶的宗教信仰和想法。　T　F

6. 能说出配偶基本的人生哲学。　T　F

7. 能列出一份配偶最不喜欢的亲戚的名单。　T　F

8. 知道配偶最喜欢的音乐。　T　F

9. 能列出配偶最喜欢的三部电影。　T　F

10. 配偶了解我目前的压力。　T　F

11. 知道配偶生命中三个最特别的时刻。　T　F

12. 能说出配偶小时候遇到的最紧张的事情。　T　F

13. 能列出配偶人生的主要志向与期望。　T　F

14. 知道配偶目前主要的烦恼。　T　F

15. 配偶知道我有哪些朋友。　T　F

16. 如果配偶买彩票中大奖,我知道对方想要做什么。　T　F

17. 能详细说出第一次遇到配偶时的印象。　T　F

18. 会定期询问配偶世界中正在发生的一些事。　T　F

19. 觉得配偶很了解自己。　T　F

20.配偶了解我的期望与志向。　　T　F

计分:每个"T"计1分。

10分或10分以上:分数在这个区域内,表明你们的婚姻很牢固。就配偶的日常生活、期望、恐惧与梦想而言,你脑中有一幅非常详细的爱情地图,你知道什么事情会让配偶讨厌。根据你的得分,你可能会觉得关于爱情地图的练习并不费力、比较轻松。这些练习好比是一个提醒器,它提示你记得你和配偶是如何联系在一起的。不要把这种知识和你们之间的互相理解视作理所当然,用这种方式保持联系,就可以确保你有能力处理你们关系中突然出现的任何问题。

10分以下:你们的婚姻在这个方面还需要一些改善。也许你们从未有时间或者方法真正做到相互了解,也可能是因为这些年来你们的生活发生了改变,你的爱情地图已经过时了。无论是哪一种情况,只要抓紧时间多了解你配偶现在的情况,你就会发现你的婚姻将变得更牢固。

资料来源:约翰·戈特曼《幸福的婚姻》。

 ## 217. 情人眼里会出西施吗?
——相互欣赏在婚姻中的重要性

对伴侣的喜爱和欣赏是婚姻长久幸福最重要的因素。处在激烈冲突中的夫妻可能无法对眼前的伴侣充满喜爱和赞美,但是一起回顾过去美好的日子会立即给他们的婚姻关系重新充电。

曾经有一对结婚十几年的夫妻准备离婚,他们去找婚姻咨询师。开始他们还一直争着说对方的毛病,几乎没有扭转的可能性。婚姻咨询师建议他们俩谁也不说话,静坐5分钟。当问到当年他们相识的经过时,妻子意外地露出了笑容。她说丈夫那时特别浪漫,每天接送她上下班,在重要节日也都会送她各种各样的礼物,而且从不重样。说着说着气氛缓和下来,丈夫也不再怒目相向。问到丈夫时,他说:"妻子那时特别乖巧,不论做什么事都会和我商量,不像现在这样霸道。"

共同的回忆让他们放下了具有攻击性的武器,回到了正常的沟通交流模式。婚姻就像一条充满爱的小河,只有不断地注入欣赏与赞美的能量,才能够让婚姻生活更加融洽。

218. 我爱你,在每一个平凡岁月
——你们的关系够紧密吗?

烛光晚餐不是婚姻幸福的秘密,在日常生活中彼此靠近才是促进夫妻间亲密关系的秘诀。在琐碎的一地鸡毛中,彼此靠近会让你知道自己是受到伴侣重视的。例如,妻子工作压力很大,经常被领导批评,丈夫在上班的时候,能抽出一分钟时间给她留言,鼓励她、安慰她。妻子一早醒来告诉丈夫"我昨晚做了一个噩梦",丈夫不是说"我没时间听",而是说"我现在赶时间,但是你现在可以跟我简单说一下,等到晚上我们再仔细聊聊"。

多往你们的"情感账户"中储蓄亲密,会让婚姻越来越紧密和浪漫,即便冲突来临,夫妻双方仍会有足够多的能量来抵御婚姻中的各类风险。

拥有浪漫的婚姻,你们准备好了吗?

如果你想对现在婚姻的浪漫程度(或将来的浪漫程度)有一个清楚的认识,请回答以下问题。阅读每一个句子,并在"正确"(T)或"错误"(F)上画圈。

1. 我们喜欢一起做些小事情,如一起叠衣服或看电视。 T F

2. 在我闲暇的时候,我期待与配偶一起度过。 T F

3. 下班回来时,配偶很高兴看到我。 T F

4. 配偶通常会饶有兴趣地倾听我的观点。 T F

5. 我真的很喜欢和配偶讨论事情。 T F

6. 配偶是我最好的朋友之一。 T F

7. 我想配偶会把我当挚友看待。 T F

8. 我们喜欢互相交流。 T F

9. 当我们一起外出时,时间过得飞快。 T F

10. 我们总是有很多话想和对方说。 T F

11. 我们在一起的时候很开心。 T F

12. 我们在精神上彼此融合。 T F

13. 我们基本的价值观往往是一致的。 T F

14. 我们喜欢用同样的方式一起消磨时间。 T F

15. 我们的确有许多共同爱好。 T F

16. 我们有许多共同的梦想和目标。 T F

17. 有很多事情我们两个人都喜欢做。 T F

18. 即使我们的爱好稍有不同,我对配偶的爱好也很感兴趣。 T F

19. 无论我们一起做什么,我们通常都会觉得很愉快。 T F

20. 当配偶某天过得很糟糕时,会告诉我。 T F

计分:每个"T"计1分。

10分或10分以上:恭喜你! 分数在这个区域内,表示你的婚姻很稳固。由于常常与配偶共同面对生活中的诸多琐事,你积累了一笔巨额的感情储蓄,它能支撑你渡过婚姻中的任何沟沟坎坎,阻止麻烦靠近。你可能很少想起这些微不足道的时刻——你们一起在超市购物、叠衣服,或在工作期间互相打电话问候对方,但是,正是这些时刻构成了一桩婚姻的心脏与灵魂。你的感情储蓄越有盈余,你们之间的浪漫就越能得以延续,你就能度过艰难时刻、抵御坏情绪和重大的生活变故。

10分以下:你的婚姻在这方面还有待改善。在日常生活中,通过学会在微不足道的时刻多向你的配偶靠近,你不但能使你的婚姻变得更稳定,还能让你的婚姻变得更浪漫。每次你努力倾听并回应配偶,帮助对方,你就能使你的婚姻生活一点点好转。

资料来源:约翰·戈特曼《幸福的婚姻》。

 # 219. 你要的是幸福,还是对错?

——如何在婚姻中彼此尊重?

很多人把婚姻当作权利的争夺战,最终赢了主权却输掉了婚姻。你想要的是幸福,还是对错? 想要婚姻幸福,就要学会彼此尊重,倾听对方的需要，毕竟你要赢的不是对方，而是你们共同的婚姻。

研究指出，最幸福稳固的婚姻是那些夫妻双方相互尊重的婚姻。当夫妻两人意见不一致时，夫妻双方会积极寻找他们的共同点，并都能做出让步，而不是一味地固执己见。

尊重伴侣不仅是一种应有的态度，也是一种技能。遇到冲突时，找到你能妥协的地方，冲突就能得到解决。例如，丈母娘要来看望妻子和孩子们，可是领导仍然要求丈夫在规定时间内完成工作，妻子因此十分生气。丈夫可以做的有解释、协商调整工作、做出补偿等。丈夫要与妻子好好协商，化干戈为玉帛。

 ## 220. 亲爱的，我们可以谈谈吗？

——婚姻中有哪些冲突是可以解决的？

婚姻心理学家约翰·戈特曼在《婚姻成败之道》中说："我所能给予那些想要婚姻成功的男性最重要的建议是，不要试图回避冲突。"他认为婚姻中发生的冲突基本上可以分为两类：一类是永久性的、不会消失的无解冲突，比如性格冲突、价值观冲突；另一类是可解决的冲突，比如家务活、金钱、孩子、工作压力、性生活的频率。对于可解决的冲突，戈特曼提供了5条解决冲突的原则：

（1）确定你的讨论是以一种温和的方式开始，而不是以苛刻乃至谩骂的方式。

（2）学会有效地使用感情修复尝试，比如道歉、肯定对方。当你接受驾驶培训时，老师教你的第一件事就是如何刹车。在婚姻中，如果你懂得如何刹车，你就能阻止一场灾难。戈特曼把这些踩刹车的行为称作感情修复尝试。

（3）自我安抚和互相安抚。在紧张的讨论中，监测你的生理变化，以便知道你被消极情绪淹没时身体发出的警告信号，让自己不至于被情绪冲昏了头脑。

（4）学会妥协。

（5）容忍对方的缺点。冲突的解决不在于改变一个人，而在于协商，寻找共同点，找到双方都能适应的方法。

依照以上的原则，你将发现，可以解决的冲突已经不再干扰你的幸福婚姻了。

221. 你们的婚姻开启静音模式了吗？
——如何处理婚姻中无解的冲突？

幸福的婚姻不是没有问题的婚姻，对于无法解决的问题，要学会和问题一起生活，而不是冷战。你想要孩子，他不想要；你想要吃海鲜，他却对海鲜过敏；他是个宅男，而你却热衷于参加各类同学聚会。这些看起来似乎无法解决的冲突，其实我们可以试着寻找妥协的方法，或者与不能妥协的部分共存。

（1）无法解决的问题：打扫房间——她希望他爱整洁，他希望她不要管他。

（2）冲突中的需要：她——家里有秩序感和安全感；他——在自己家的自由感。

（3）没得商量的地方：她——不能忍受厨房里的垃圾或者浴室里的污垢；他——不能忍受刚看完报纸就得把它们收起来。

（4）可以妥协的地方：她——只要没有污垢，她可以忍受一定程度的杂乱无章；他——只要不用一直清理，他可以洗碗、清洁浴室。

（5）临时的妥协方案：两个人都有使厨房和浴室保持干净的责任。她一周最多唠叨他一次，但如果他没有按时清理杂物，她可以把垃圾倒在他家里办公的地方。

（6）继续存在的冲突：她会一直讨厌杂乱，他会一直讨厌秩序井然。

222. 我必须是你近旁的一棵树

——你们的婚姻有共同目标吗？

作家池田大作说过，婚姻不是互相凝视对方的眼睛，而是互相凝视共同的目标，一起前行。

很多夫妻在一穷二白一起打拼的时候相亲相爱，有了钱之后却会突然离婚。就是因为，当整个家庭为了改善家庭的物质生活水平而一起努力的时候，这个家庭是团结而有力量的，即使有小矛盾也能够很快解决，不会影响婚姻的大局。但是当解决了温饱问题之后，如果在精神层面没有达成一致，那么前进的方向就变得不一致了，这时的婚姻就容易出现各种各样的危机。

小时候，我们经常问孩子："你的人生目标是什么？"实际上，夫妻之间也应当多聊聊当初的目标，这对营造宽松和谐的家庭氛围十分有帮助。在沟通的过程中，我们常常能够找到一些成长过程中遗失的梦想和回忆。因此，要创造机会多与伴侣聊一聊那些曾经让你们为之努力的目标和理想，在尊重彼此理想的基础上，寻找到的共同目标越多，彼此之间的关系就越深厚，越有价值。为什么有些夫妻给外人一种联系紧密、互为一体的感觉？答案就在这里。

223. 有奶就是娘，对吗？

——母爱的实质

每年的4月30日，被定为"国际不打小孩日"。比之曾经风行一时的"棍棒底下出孝子"的教育理念，人们越来越能理解"打骂孩子虽然不会让他不喜欢你（父母），但是却会让他不喜欢他自己"了。

心理学家哈洛用基因与人类基本相近的恒河猴做了一项关于"母爱"的实验，结果发现，实验情境中的小猴更喜欢的是被绒布包裹的有温暖感的铁丝网妈妈,而不是只提供奶水却冰冷的铁丝网妈妈,所以"有奶便是娘"只能给予孩子物质满足,却根本无法让年幼的孩子获得温暖感、安全感和幸福感。从而得出,母爱的实质是"触摸"的结论。在此基础上,哈洛还证实了决定母爱质量的其他因素——玩耍和游戏。

研究显示,孩子如果在幼年期没有得到足够的触摸、玩耍和游戏,长大后往往性格不合群、抗压能力差、自我价值感低,甚至会形成自残、抑郁、充满攻击性等人格特征。

 ## 224. 爸爸去哪儿了?
——父爱的实质

父爱如山,是厚重的存在。但近年来中国家庭却出现了"父亲隐形"的教育状况,产生了"父爱如山体滑坡"的现象。

著名教育家格尔提出:"父亲的出现是一种独特的存在,对培养孩子有着一种特殊的力量。"父亲的一言一行、一举一动都会对孩子的方方面面产生深远的影响。父亲角色理论认为,在儿童的成长过程中父亲扮演着玩伴这一基本角色,其抚养行为是与儿童游戏。父亲通过操作、探索各种各样的游戏活动,使孩子摆脱对母亲的依赖,激发他们对外界的好奇心与求知欲,而成功的探索经验又能够培养孩子的自信心,从而增强孩子对陌生环境的适应能力。父亲向男孩传递了一种具有男性特征的行为方式,给女孩带来了安全感和信任感。对于男孩来说,父亲是他的典范,男孩从父亲那里模仿学习"男子汉气概";对于女孩来讲,父亲是第一个引导女儿认识男性的男人,女孩从父亲那里学习与异性交往的经验。

因此,请父亲多多陪伴、支持和鼓励孩子,以身作则,给孩子树立标杆。

225. 是孩子不听话,还是你不会讲规矩?

——与学龄前期儿童的相处之道

一位家长说:"孩子都6岁了,还是那么不听话。我们带他去超市购物,和他说了一遍又一遍不要乱跑,结果不出5分钟他就在我们挑选蔬菜的时候不见了踪影。"

3~6岁的儿童处于学龄前期,在这个时期学习语言、掌握口语,但随意性很强;他们开始树立自我意识,但还显得非常幼稚和任性;他们的自我控制能力比较差,尤其是在行为和情绪方面,有时破涕为笑,有时又转怒为喜……

调查显示,学龄前期的孩子,有时不是不听话,而是家长根本没把话说清楚,即指令内容缺乏可操作性。比如"好好吃饭"这件事,什么叫"好好吃饭"呢?是顿顿吃鱼吃肉,还是吃饱了就可以了呢?这个命令孩子没法操作,只能按自己的理解来。所以,想要孩子听话,作为家长的你要先把话说清楚。再比如,逛超市的时候,你可以对孩子说:"宝宝,一会儿在逛超市的时候,你要待在伸手就能碰得到妈妈的地方,可以吗?"把"不要乱跑"变成"待在伸手就能碰得到妈妈的地方",同时要注意你的语气和态度。

226. 当青春期遇上更年期

——与青春期的孩子如何相处?

父亲:"我愿意为你做任何事情,只要你能在学习和事业上成功。"儿子:"你好烦啊! 你总是谈我的未来,总是拿我和这个比、和那个比,我对自己都没信心了,感觉自己好失败哟!"这是一个青春期的孩子与父亲的对话。

青春期是孩子生理快速发育的时期,女孩会经历乳房等发育,男孩会长出胡子,此时身体的发育和心理的变化需要家长的正确引导。对于孩子的求助,家长不要以"这都是小事""忍一忍就好了""把心思放在学习上"等回应,而是要让孩子接受自己身体的变化,促进青春期心身的健康发展。此外,孩子的自我意识和独立性在此期间也会迅速发展,他们会要求更多的空间、隐私和较少的说教。这里提出三点建议:① 做好孩子独立的准备。放松控制,尊重他的意见。② 给予信任。最好的帮助是"协助",而不是包办。③ 给予尊重。彼此平等,尊重孩子的私人空间与秘密。

青春期是孩子破茧成蝶的关键时期,父母需要重新转变角色和提高适应性。

227. 孩子总跟父母顶嘴怎么办?
——不良亲子相处模式的表现

有很多家长吐槽,家里的孩子突然就变成了"说一句,顶十句"的小杠精。面对骂不得、打不得的熊孩子,家长们都感觉到既无奈又生气。

(1) 孩子顶嘴,可能是在维护自己的自尊:研究发现,儿童的自尊从3岁左右就开始萌芽了,12岁是孩子自尊发展的关键时期。孩子顶嘴有时并非刻意,而是在维护自己的自尊。

(2) 孩子顶嘴,可能是需要获得父母的关注:儿童心理学家做了一个"静止脸"的实验。当妈妈会坐下与孩子玩耍、给他鼓励、和他交流、愿意用不同的表情变化配合宝宝的意图时,孩子会特别开心。而当妈妈变得"面无表情"时,孩子则变得十分不安和烦躁。所以,当你的孩子对你"顶嘴"时,你需要想一想,最近你是否有些忽略他了。

(3) 孩子顶嘴,可能是在模仿父母的行为:心理学家班杜拉在一项研究中,让其中一组孩子观看一个成人暴力殴打另一成人的视频,而另一组孩子观看的则是成人间友好互动的视频。结果发现,观看暴力行为视频的孩子明显比另一组孩子对人产生了更多的暴力行为。这说明了孩子受到成人行为的影响,并对其行为进行了模仿。因此,家长的身教重于言教。

228. 为什么我的孩子跟我不亲近?

——不良亲子关系的表现

《奇葩说》曾经有一个辩题,内容是:在外地工作不开心,要不要跟爸妈说? 在这个话题的讨论下面,很多网友都选择不说。

调查发现,孩子跟父母不亲近,主要与父母不恰当的养育方式有关。比如,有一位网友讲述了自己的故事:小时候她好不容易攒钱买了一个漂亮本子,回到家后迫不及待地与妈妈分享,可是妈妈却冷冰冰地问她:"你从哪儿来的钱? 有钱没地方花了,是吧!"这样的事情多了几次之后,她就不再跟妈妈分享任何事了。

亲近是一种分享的欲望,是个体愿意把自己的悲与喜都展露给另一个人的欲望。当孩子不停地感受到来自父母的拒绝与冷漠时,便会感受到恐惧与自卑。也许孩子也曾试着向父母表达,但是父母总是给出的消极回应和打击,让孩子产生挫败感。为了不面对自己的挫败感,孩子把自己的攻击性收起来,同时也把自己与父母隔离开来。

家庭教养方式类型

教养方式是指父母将社会价值观念、行为方式、态度体系及社会道德规范传递给儿童的方式。教养方式有下列类型:

(1) 权威型教养方式:是父母树立权威,对孩子理解、尊重,与孩子经常交流及给予帮助的一种教养方式。这种教养方式下的儿童独立性较强,善于自我控制和解决问题,自尊感和自信心较强,喜欢与人交往,对人友好。

(2) 专断型教养方式:是父母要求子女绝对服从自己,对子女所有行为都加以保护监督的一种教养方式。这种教养方式下的学前期儿童常常表现出焦虑、退缩和不快乐。他们在与同伴交往中遇到挫折时,易产生敌对反应。

(3)放纵型教养方式:是父母对子女抱以积极肯定的态度,但缺乏控制的一种教养方式。这样教养方式下的儿童大多很不成熟,往往具有较强的冲动性和攻击性,缺乏责任感,合作性差,很少为别人考虑,自信心不足。

(4)忽视型教养方式:是父母对子女缺少爱的情感和积极反应,又缺少行为要求和控制的一种教养方式。这种教养方式下的儿童具有较强的攻击性,对人缺乏热情与关心,这类孩子在青少年时期更有可能出现不良行为问题。

229. 不辅导作业,母慈子孝;一辅导作业,鸡飞狗跳
——不良亲子关系如何调试?

"我一离开,他就走神,不是玩铅笔,就是玩橡皮擦,非要我坐在那里看着他做功课才行!""他已经做得够慢了,不看着他做,做错了更气人,又涂又改还浪费时间!"

经常听到家长诉说孩子做功课时的烦恼,眼见着体内的洪荒之力再也无法控制,一番鸡飞狗跳在所难免。对孩子而言,做功课时有父母陪伴,固然感觉温馨,但一举一动都像被父母监视,孩子也会感到不安和紧张,而且一旦不被监视,难免有"被放出来"的感觉。在这样的情况下,做功课便成了向父母交代的事,根本谈不上学习的乐趣。

自我决定论认为,人类的三大基本心理需要之一便是自主的需要。健康的自主感是预防心理疾病的有效策略,它不仅让孩子有存在感,还会提高孩子的自尊水平,让他更有价值感,体验到被接纳和幸福感。请父母坚信,成长是孩子自己的事情,不妨在引导孩子的同时,试着相信他能自己处理好自己的事情,包括作业。过分的关注、担心,本质上都是在剥夺孩子形成学习自主、自律和责任感的机会,往往适得其反。

230."双减"之后,如何提高孩子的学业成绩?
——儿童学业成绩的影响因素

"双减"的一系列措施让应试教育之下的孩子得以喘息,大幅减少的课外辅导使得孩子的课业压力随之降低,但父母的焦虑也随之此起彼伏,如何在不参加辅导班的情况下提高孩子的学业成绩成了父母的燃眉之急。有研究指出,父母注重对孩子心理资本的培养,可影响孩子的学业成绩。

首先,提升孩子的自我效能。引导孩子设立合适的目标,积累好的成功体验。不要把自己的孩子同"别人家的孩子"做比较,可以提供相似励志的榜样。告诉他们:"榜样能,你也很棒,你也可以!"

其次,提升孩子的心理韧性。培养孩子独立思考、解决困难的能力。在面对一些孩子自己可以解决或者思考的问题时,很多家长会自动地站在家长权威的角度进行干预,这样反而不利于孩子独立思考。

最后,培养孩子积极乐观的心态。让孩子经历一些积极事件,通过自己的努力达成目标,让孩子体验到自己对自己的控制感,培养积极乐观的性格。

231. 当父母吵架时,孩子在想什么?
——夫妻相处模式对孩子的影响

世上没有百分百和谐的夫妻,发生冲突在所难免。那么当父母吵架时,孩子在想什么呢? 调查发现,面临父母冲突时,孩子会因担心父母真的离开自己而倍感压力。那么如何把消极影响降到最低,从而减少对孩子的伤害呢?

首先,不刻意隐瞒冲突与分歧、不冷战。与其压抑情绪,让孩子察言观色,惴惴不安,不如正视分歧、尽早解决,让孩子从中学到处理矛盾的策略。

其次,明确表示"爸爸妈妈吵架不是因为你"。孩子越小,越难以分清父母间的冲突究竟是因为彼此还是因为自己做错了什么,尤其是当冲突内容与自己有关时更会感到自责与内疚。所以,父母需要明确地让孩子知道,他并不是造成爸爸妈妈冲突的"坏孩子"。

最后,争吵后要及时安抚孩子的情绪。让孩子理解,人与人之间的交往难免会有摩擦,爸爸妈妈也一样,但我们仍然是一个家庭,彼此相爱。同时谨记:千万不要在孩子面前说另一半的坏话,因为此时不管他选择站在哪一边,都要承受对另一方的失望和内心的煎熬。

 ## 232. 一个唱白脸,一个唱红脸
——我到底该听谁的?

一个妈妈抱怨说:"昨天我又跟孩子他爸因为孩子的事吵了一架。昨天晚上下大雨,孩子哭着闹着非要吃草莓,要我出去买,我跟孩子说现在已经很晚了,外面下着大雨,而且水果店已经关门了,我们明天再去买。就在我打扫完卫生的时候,他爸已经从外边给他买回来了,儿子拿着草莓向我炫耀。而且这样的事已经不止发生一次了,我觉得我在孩子心里已经没有威信了,我觉得自己教育孩子很失败。"

在教育孩子的过程中,夫妻之间难免会发生矛盾和冲突。当父母对孩子的教育观念不一致时,会直接影响对孩子的教育效果。比如母亲在孩子面前贬低父亲,或者父亲在孩子面前贬低母亲,都会让孩子对父母产生疑惑:父亲和母亲到底谁是对的?我应该听谁的?

研究发现,父母如果经常在孩子面前指责和贬低对方,往往会培养出攻击性强和没有安全感的孩子,而相互尊重和理解的父母会培养出自律且有责任感的孩子。因此,父母在教育子女时,要尽量保持一致。

233. 三胎政策放开后,父母如何做到一碗水端平?
——多子女家庭的亲子关系调试

《同胞效应:兄弟姐妹纽带大揭秘》中提到,"世界上95%的父母都有偏爱的孩子,而其他5%是在说谎"。父母的偏心,会让被冷落的孩子变得低自尊,让被偏爱的孩子被宠坏。身为父母,如何才能避免给孩子的成长造成消极影响,做到一碗水端平呢?

首先,让大的孩子有安全感。孩子的内心是敏感的,大的孩子往往担心有了弟弟妹妹,自己会被冷落。所以父母要给老大足够的安全感,让他感觉到爱与被爱。

其次,不要固执"大让小"的观念。幼儿2岁左右逐渐进入物权意识敏感期,先前"大方"的孩子会变得越来越"小气",10岁左右开始走出自我中心。如果成人过早强制要求"大让小",孩子可能变得无所适从,无法建立责任感和边界感。物权意识是分享意识的前提,是自我意识发展的标志,这离不开父母的正确引导。是否出场,如何干预,家长们应该看准介入契机,见机行事。

最后,让孩子自己先处理矛盾。教育专家认为:"兄弟姐妹之间,完全能够自己融合得很好,父母不要急于介入。"

当大的孩子获得了公平和关注时,小的孩子也懂得了规则和尊重。

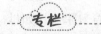

同胞竞争障碍

在国际疾病分类(ICD)中,"同胞竞争障碍"通常指随着弟妹出生,儿童出现某种程度的情绪紊乱,主要表现为嫉妒婴儿、出现模仿婴儿的举动等社会性退缩行为,增加与父母的对立冲突、爱发脾气、产生焦虑痛苦的情绪以及在校期间多动、注意力不集中等。比如,5岁女孩因为二胎的出生,觉得父母对自己的关爱减少而选择绝食来引起父母的注意,这就是典型的同胞竞争障碍。

研究发现,近几年随着二胎家庭的增多,因弟妹出生而引发情绪和心理问题前来就诊的孩子越来越多,而出现同胞竞争障碍的原因大多数来源于家庭。作为家里的焦点,本可独享父母的关爱,但当弟弟妹妹出生之后,家里的关注全部转移到二宝身上,大的孩子感受到这种落差,自然会有相应不良的反应,表现出没有安全感、爱哭、敏感、更为黏人、爱发脾气等,甚至有一些还表现出自残等极端行为。

为避免同胞竞争障碍的出现,家长须注意对大孩的关注与心理教育,同时不要厚此薄彼,让孩子产生心理落差。当大的孩子因为弟弟妹妹而产生情绪或有过激行为时,父母不应该马上就呵斥、责怪甚至打骂,应该耐心地问清原因。父母应站在孩子的角度思考,理解他的行为并与其进行交流和沟通。其实孩子对二胎宝宝产生的紧张感只是来源于父母的变化。父母也可以在怀有二胎孩子的时候,让大的孩子也参与进来,通过培养大孩的责任心来预防同胞竞争障碍。

(金 鑫)

心理健康释疑解惑300问

情 爱 篇

QINGAI PIAN

导读

　　爱情是人类文明历史中最难以琢磨的情感内容,从古至今追求爱情、渴望爱情,为爱情前赴后继、赴汤蹈火之人不计其数。然而从相识到相知、从相知到相爱的过程漫长且繁琐,遇到的问题也是一个接着一个。本篇将从爱情起源开始,循序渐进、逐一解答人们在追求幸福过程中常见的问题,提供恋爱中需知需会的小知识与小技巧,为你的情爱之旅保驾护航。

234.“爱是Love，爱是Amour”
　　　　——爱是什么?

　　人类作为这颗蓝色星球上最高级的灵长类动物,具有其他动物所不具有的高级情感功能。而作为诸多高级情感中最复杂、最神秘的一种——“爱”,从古至今被人们用各种方式探讨、研究、体验和总结。

　　千百年来人们孜孜不倦地追求爱情、探寻真爱,多少科学家、哲学家、心理学家、人类学家及社会学家都想说清楚“爱”是什么,都想给“爱”以恰当的或准确的解释和定义,并把爱与爱情从情感拓展到了哲学、艺术、美学等众多领域。有些人把爱看作渴者求水般激烈的欲求;有些人理解的爱是忍耐、抱有恩慈、永不止息;拉丁文化中把爱看作动词,迄今使用其做爱护或进行性爱之意;神话传说中又将爱人格化,并以男与女的形态显现,譬如丘比特、阿弗洛狄忒、雅典娜等。而中文的“爱”字,其中“丿”是“看”字头,三个点是“兴”字头,意思为每次看见这个人都会感到高兴,“冖”原意是穴,这里意为保护,“友”字在其下,意为保护友情。每次你见到她(他)都觉得很高兴,久而久之你想将这份令你高兴的友情长久地保护好,这就叫“爱”。

　　在心理学上,爱情是人与人之间的强烈的依恋、亲近、向往,以及无私专一并且无所不尽其心的情感。心理学家斯滕伯格认为爱情由亲密、激情和承诺三个部分组成,同时拥有这三部分的爱情是令人愉悦、使人神往的“完美爱情”。

　　每个人对爱和爱情都有着不同的理解和感受,你心中的爱情又是什么样子的呢?

235."天青色等烟雨,而我在等你"

　　——爱情何时轮到我?

　　相信不少人从懵懂的青春期起,或从文学作品,或从影视歌剧,都对人们口中的爱情充满神往,而"脱单"这件事,又是很多人求也求不到、急也急不来的。这里有一些心理学上的小技巧,可以帮你在茫茫人海中快速地寻找或吸引到你想要的那个他(她),助你在追求甜甜的恋爱之路上一臂之力。

　　恋爱的实体是一段亲密的人际关系,而想要开始一段新的关系则需要有一个积极的态度。这时不妨多问问自己:我对恋爱是否充满期待和热情? 还是把恋爱当作人生必须完成的任务? 我的优势和劣势是什么? 我喜欢什么样的他(她)? 我想拥有什么样的感情生活?

　　当自己已经寻觅到心仪的对象,那就应该尽快地行动起来,进一步发展与对方的关系。发展关系的方法有很多种,比如聊天、约会等。这些方法总结起来就是增加与对方接触的时间,全面而深入地了解对方,展示出自己的优势以吸引对方等。每个人可选择的方法多样而不同,但需要注意的是在推进关系的过程中,一定要根据对方的接受程度循序渐进,千万不要操之过急,以免给对方造成负面印象。

　　总之,想要找到心仪的对象,我们需要从个人准备、寻找渠道和发展关系三个方面着手尝试,以结果为导向、脚踏实地地付诸行动。

 236."关于我们的事,他们统统都猜错"

　　——谁才是我的真爱?

　　一见钟情也好,日久生情也罢,人和人产生的爱情总要经历相识、相知、相爱这个过程,有些人的爱情之旅是一帆风顺、从一而终的。但大多数人可能要多经历几个人、多经历几段恋情,才能找到自己认定的那个他(她)。也正是因为如此,我们在追求真爱的过程中才会感到困惑。

个体心理学认为,从自己的角度出发,真爱就是当你全面、真实地了解一个人之后,无论对方如何改变,你愿意无限包容、一心付出,希望他(她)无论什么时候都可以幸福;从双方的角度出发,真爱就是这个人,换了谁都不行。

爱情伦理学认为,所谓真爱需要满足一定的条件与判断。首先,真爱需要有明确的对象,且这种对象是唯一的,符合爱情的独占性;其次,真爱的对象在与你发展的过程中是越发积极和配合的,换句话说,就是两者的关系是积极向上、向好发展的,真爱追求的是双方长期的幸福感受;再次,真爱需要的是双方都享受、都能充分参与的友好生活方式;最后,真爱可以衍生出其他的爱,譬如爱自己、爱父母、爱社会等。

引用最新的说法,"真爱是两个有着自尊自爱的人,强烈地渴望并享受彼此在一起的幸福感,并且不惜一切去维护这种幸福感的永久存在"。真爱就像太阳,像风和云,像空气,你有时不会记得感恩它的存在,但它仍会温暖你、吹拂你,无怨无悔。

困惑了许久的你,你的太阳在哪里?

 ## 237."我们都需要勇气去相信会在一起"
——人们为什么需要爱情?

爱情既不像水和食物,是个体生存下去必备的基础,也不像道德、理想和信仰,是个体追求的高境界享受。人为什么需要爱情?

从哲学的角度看,爱的作用是使人变得完整。柏拉图的《会饮篇》中有一个叫作阿里斯托芬的人讲了一个故事,说人类曾经是一个球体,这些球体人类有着非凡的力量和智慧,与诸神战斗,结果被嫉妒之神砍成了两半,以削减他们的力量。这些最初的人类一半变成了女性,另一半变成了男性,于是爱是渴望找到灵魂伴侣而使得人完整。从生物学的角度来看,爱是基于性欲,"哄骗"了人类以繁衍种族;从社会学的角度来看,爱情可以帮助个体克服对这个世界的恐惧,离开本质上的孤独,让个体能更全面地参与到社会生活中来;从心理学的角度来看,爱情是高级层次的情感活动,它促进个体探索对方的欲望以认识和发掘更有潜力的自己,促进个体的成熟与发展。

尽管在探索爱情、渴求真爱和追求幸福的道路上充满了荆棘和坎坷,但爱情给个体带来的积极的、向上的、富有正能量的影响远大于在探索爱情过程中遇到的各种问题与不幸。所以无论是已经在爱情的道路上摸爬滚打的你,还是站在恋爱的大门前踟蹰不前的你,都请继续大胆地爱吧!

238."爱情三十六计就像一场游戏"
——为何大家的爱情都不一样?

"一千个读者的眼中就有一千个哈姆雷特"这句话相信很多人都听闻过,实际上恋爱也正如这句话所描绘的一样"千人千面"。爱情作为人类高级情感中最为复杂的部分,其本身的组成包含了复杂的成分,每个个体在经历的过程中又是动态多变的。这就导致了我们在切身经历恋爱时,可能会产生与理想中的"恋爱"状态有所出入的感受。

每个人有自己独特的人格和个性,以此为基础建立起来的婚恋观自然不同。假如使用排列组合的方法将不同的人组合在一起,每一种组合代表一种爱情的模式,那这样组合的结果将是天文数字。也正因为如此,爱情才更表现得神秘而让人神往——我的爱情会不会和别人一样?我的爱情又是什么样的呢?而在这其中,我们要注意到一个"与众不同"的现象。

这种"与众不同"表现在爱情发展的过程中,双方因美好相知相爱,却渐渐地发现双方在爱情里有所变化,与恋爱前自己想象中的他(她)不太一样,心理上产生"一落千丈"的感觉。特别是在主导"精神恋爱"的异地恋中这种感觉尤为常见。事实上,人与人之间相互的认知本就有所差异:随着双方交流的深入和全面,个体所表现出来的真实性和完整性也逐渐显现,这使得我们会重新审视彼此的关系和评价对方,此时的再评价所给予的反馈肯定与先前的认知有所差距,社会心理学中将常因自身或情境的原因使得知觉结果出现失真的现象称为"认知偏差"。在恋爱的过程中消除差异成为了双方共同的目标之一,它给爱情的过程增添了生动性,让经历恋爱的双方在灵魂上产生更稳定的链接。

所以,作为千分之一个哈姆雷特的你,还能和别人有着相似的爱情吗?

爱情里的认知偏差

认知偏差是人们在知觉自身、他人或外部环境时,常因自身或情境的原因造成获取的信息不完整、不对称,使得知觉结果出现失真的现象。恋爱中结合实际运用好认知偏差效应,往往能给自己的爱情增色添彩不少。

(1)首因效应:当人与人首次接触时,首先获取到的信息对于形成对方的印象起着强烈的作用,也就是常说的先入为主。恋爱过程中利用好首因效应,给对方留下积极正面的印象,有利于后期两人交往过程中感情的快速升温。

(2)近因效应:人们对最近发生的事或人留下的印象要较以往留下的印象更为深刻。在追求对方的过程中若"久攻不下",不如戛然而止,给对方一点时间,让他(她)回顾一下以前有关你的优点和你们的爱情存在的意义。

(3)晕轮效应:人们常常对所具有的某个特征而泛化到其他一系列有关特征,"情人眼里出西施""爱屋及乌"就是这个道理。恋爱中的个体尽管有一定的不足,但他(她)如果持续营造积极的形象,努力做一个进取的人,别人也会继续接纳以偏概全的认知,给予他(她)足够的肯定。

(4)投射效应:人们习惯将自身的好恶延伸到别人身上,以为他人也有着和自己相似的个性,于是把自己的感情、意志、好恶等强加给对方,即"推己及人"的情形。恋爱中的人需要避免投射效应带来的一个错误:自以为事无巨细地为对方打点好生活中的一切琐事,认为他(她)会和自己有同样的想法和兴趣。

 ## 239. "太美的承诺因为太年轻"
——差一步的爱情能叫爱情吗?

根据心理学中的异性效应,男女之间由于性别的差异性从而更具备互补性。当双方之间的关系跨出友情的界限时,就只能向爱情的方向发展。当双方都认可并接受这种感情时,那么这种转变就会很自然地进入爱情的阶段,"日久生情"便是如此。而当仅有一方或双方都态度不明,那么这份超价的友情将会进入一种暧昧的关系。

暧昧的特别之处在于其存在于友情之间,又超然于友情之上。从心理学的角度看,暧昧关系表现出的是个体缺乏责任感,是对稳定情感关联的逃避。社会学上认为暧昧其实本身就是一种道德规范的缺失。这种形式的关系模糊了友情与爱情之间的界限,同时具有了两者的特点,这些特点相互之间难以共存,也给处于暧昧中的男女徒增烦恼与忧虑。从实际情况来看,陷入暧昧关系中的男女最终修成正果的成功率远低于直截了当步入爱情的情侣,而爱情中所遇到的人际交往问题、情绪问题和家庭婚姻问题多数都与暧昧关系有着一定的联系。

差一步的爱情永远都不是爱情,别让暧昧伤了朋友的心。

 ## 240. "你永远不懂我伤悲,像白天不懂夜的黑"
——爱能否跨越一切?

爱情作为从古至今人们孜孜不倦追求和神往的精神享受,不仅让许多人为了体验它、得到它、操控它而落得个"两败俱伤",还让不少人听说爱情会伤人伤心,变得望而却步、踌躇不前。我们经常能听到一些传说故事,有牛郎织女鹊桥相会,有梁山伯与祝英台化蝶双飞……放到现实常见的是相爱的双方为了能在一起可以放弃很多已经拥有的东西,或是为了在一起而克服极大的困难。电影《星际穿越》中引述道:"人类所感受和拥有的爱,在其他维度来看,可能如同时间一样是以实体形式存在的,可以跨越维度、传递信息。"

而爱情作为驱使人向往的高级情感,常常会给身处爱情的个体带来或多或少的改变。这种改变可能表现为个体人格的完善与健全,比如通过恋爱关系的确立明确了自己的优缺点,清楚地了解到自己的人格画像;可能表现为对个体内驱力的促进;也可能表现为对个体主观幸福感体验的促进。换言之,个体在追求爱情的过程也是在不断克服困难和做出取舍的过程,这时的爱情即化身为一种极强的内驱力,驱动着个体向着积极而美好的一面前进,并不断克服在追求途中遇到的各种问题。

 ## 241. "最近我和你都有一样的心情,那是一种类似爱情的东西"

——同性也有爱情吗?

提到同性恋,许多人会联想到"基友""LES"等诸多词语,在信息闭塞、社会发展滞后的过去,人们将同性恋和同性性行为视为异类,同性恋者受到排挤和歧视。

性取向又称性向,是指个体与自己不同或相同性别个体间建立亲密关系和性关系的能力。常见的性倾向有异性恋、同性恋、双性恋和无性恋。除此之外,还有疑性恋、多性恋、泛性恋等其他性倾向。性取向的理论基础和机制复杂,目前心理学界、医学界、生物学界仍存在大量的争议和未能探明的相关机制,且不能给出具体准确的定论。

242."难以忘记初次见你，一双迷人的眼睛"

———见钟情可靠吗？

相信不少人在人生中都会有这种体验：偶然的机会认识了他（她），然后被他（她）良好的学识风度、优美的身体仪表、得体的进退谈吐所吸引，目光停留在他（她）身上久久难以转移……这种体验会给自己带来一瞬间涌上心头的欢喜之情，这便是人们常说的"一见钟情"。

全球有超50%的人有过一见钟情的体验。英国赫特福德大学教授魏斯曼通过实验研究发现，一见钟情的时间只需要短短的30秒。心理学上认为，人际交往过程中认知因素占据首要地位，第一眼印象对人际交往产生的影响远大于后续交往中不断获得的评价。这种"第一眼印象"被称为首因效应：交往双方形成的第一次印象对今后交往关系是"先入为主"的影响，双方产生的这种感觉是最鲜明、最牢固的，并且决定着以后双方交往的进程。

而一见钟情会给双方带来强烈的激情体验，在这种激情体验中产生亲近、愉悦、爱慕等情感因素，理论上能产生爱情的两人都存在一见钟情的情况，只是受其影响表现得明显或不明显。实际上，判断爱情是否可靠的影响因素太多。

243."你说是我们相见恨晚，我说为爱你不够勇敢"

——爱要怎样说出口？

古语有云"万事开头难"。爱情往往是从表达爱意开始的，而爱要如何表达是一件看起来简单、做起来却十分复杂的事情。不同的人、不同的关系、不同的情境，都会影响表达爱意的方式和进程。

想要把爱说出口，首先要做的就是自信。"先自爱而爱人"这句话中的自爱就包含自信的成分。这种自信需要自己给自己进行强烈的心理建设,要清楚地告诉自己拥有爱和被爱的能力,已经做好了准备,随时可以步入爱情。当你建立起这样的自信时,就能有勇气迈出这一步、说出这一句了。

当然,如何恰当地表达爱意也是相当重要的。倘若你性格开朗大方而又追求浪漫,不妨试一试用一顿烛光晚餐或一场感人肺腑的电影作为契机,直叙你心中对他(她)的爱意;若你生性内向又腼腆、害怕丢脸,那可以试着写一段真情实意的话语或录制一段鼓足勇气的视频,或等一个纪念日送给他(她)。除此之外,生活中不经意的肢体接触、一些细小的关心照顾、重大决策中征询对方的意见等,都是表达爱意的方式。

最后需要明确的是,无论何种形式的表达,都离不开真诚。你愿意付出的、努力的和奉献的一切,都是对爱最好的表达。不一定非要像《有话好好说》里拿着喇叭站在楼下高喊"我爱你",也不需要像《长恨歌》里"但令心似金钿坚,天上人间会相见"一样缠绵悱恻。只要能让对方明白你的爱意、懂得你的心,那无论何种方式,哪怕只是一个眼神的肯定,都能将对他(她)的爱表达得清清楚楚、明明白白,因为爱意早已融入到你和他(她)之间的每一个角落。

 ## 244. "爱如潮水,它将你我包围"

——你准备好陷入热恋了吗?

心理学上将男女恋爱分为初恋朦胧期、热恋共存期、依恋与独立期和平淡共生期四个阶段。在经历过初恋朦胧期并确立了正式的恋爱关系后,便进入热恋共存期。

热恋共存期双方最大的心理特征就是共存。在这一阶段,男女双方开始出双入对、形影不离,仿佛黏在了一起,彼此在对方身上找到了自我存在感;随着亲密关系的推进,一些亲密动作如拥抱、接吻等,使双方处于高度的激情当中。

然而伴随着热恋而来的还有不少的挑战。一方面,由于双方在热恋期充分的接触,相互间的了解更进一步,各自的优缺点便日渐显露,当一方发现对方与以前在自己心目中塑造的形象相比有一定差距且很难适应时,就会产生极大的心理落差。一般来说,大多数人能够接受这种落差并正确地认识和看待这段关系,两个人的恋爱关系也会随着误差的纠正而继续升温。另一方面,倘若两人都缺乏积极有效的沟通,而是表现为一方或双方行为方面的冷淡和疏远,那么这段关系中便会产生不稳定因素,可能导致一方或双方无法接受这种心理落差而提出结束恋爱关系。

所以正准备步入热恋阶段的情侣,在尽情地享受爱情带来的甜蜜感和归属感的同时,要正确地认识到亲密关系的实质是双方共同培养和合作的结果,要对进一步深入了解对方后产生的心理落差做好准备。但无论如何,都应先以保持自身心理稳态为主,做好心理建设和心理应激的准备,避免因热恋中断而引起过度的心理不适。

245. "你付出了几分,爱就圆满了几分"
——亲密关系怎样共同经营?

任何一种"关系"的存续都是需要经营的,亲密关系也是如此,需要双方共同经营。这里列举几种心理学上有助于维持关系的积极行为:

第一种是肯定。这里的肯定不仅仅是对对方所取得的成就的肯定,还包括对对方情绪与感受的肯定。例如,当一方忙碌了一天回到家中向你抱怨工作中遭遇的困难或不公平待遇,"肯定"的做法是接纳对方的情绪,理解对方的处境,让对方感受到依靠和支撑。

第二种是坦诚。作为处在亲密关系中的双方,坦诚是增进彼此之间的信任与亲密感的重要途径,适当的坦诚能减少双方在关系中的隔阂感与距离感。

第三种是共享社交。很多情侣在确立恋爱关系后会出现与原有社交圈子脱节的情况。实际上恋爱双方对自己的社交和朋友圈进行适当的共享,也是一种维护良好亲密关系的策略。

每一段亲密关系都有其独特性,想要更好地维持一段关系,除了一些共性的技巧外,双方在恋爱的过程中要充分了解对方表达爱的个性化的方式,并有相适应的维系情爱关系的策略。

 ## 246.“幸福开始有预兆,缘分让我们慢慢紧靠”
——爱情要怎样磨合?

所谓磨合,就是让已经有了爱情基础的双方通过取长补短、求同存异等方式妥善地处理双方在恋爱中表现出的“不兼容”的过程。磨合是对双方性格、能力和“三观”的认知过程,双方有了全面深入的了解后会形成一种默契。

个体的成长经历、家庭环境和社会氛围等因素,造就了不同的人格、偏好、价值观等具有强烈个人色彩的个性化特征。这些特征在恋爱的过程中有的需要被包容,有的需要被融合,以适应在爱情中应扮演的角色,维护和巩固恋爱关系。无论是哪种方法相聚在一起的情侣,都要在追求和体验爱情的道路上不断地与彼此磨合。

随着交往的深入、亲密关系的发展,一些没有经历磨合的内容会容易引起“冲突”。这些“冲突”可能表现为消极的情绪反应、难以忍受的行为习惯,也可能是针锋相对的性格矛盾等,通俗地说,就是表现出双方“合不来”。

良好的磨合并不是一蹴而就的,而是随着交往的不断深入,对彼此人格、家庭环境、扮演的社会角色等有更全面和深刻的了解。这需要交往双方有一定的耐心,这些耐心表现在与对方相处的过程中要有意识地、循序渐进地认识对方的全貌,其内容会体现在双方交往的过程中,比如平时的聊天、约会、为人处世等,从而体现出个体自身和在恋爱关系里的细枝末节。只要通过一定时间的耐心接触与观察,就会逐步获取有价值的信息。

磨合的快慢与认知层次和自我认知有一定关系。认知层次能体现个体的包容性和共情水平,认知层次较高的人磨合起来通常也更为顺利;而自我认知清晰的人对自己的特征和需求的认识是准确的,在认知伴侣的过程中通常也能把握住核心并提高磨合的效率。

最重要的一点是要找到适合且有效的磨合方法。有些情侣喜欢开诚布公地谈论彼此,通过聊天把异同点发掘出来;有些情侣则是围绕遇到的问题与挑战来调整自我和双方的关系;有些情侣则是表现出高度的包容与接纳、全盘接收……每对爱情关系都有其独特的一面,而使用合适的方法则能帮助双方更高效地度过磨合期,适应双方欢聚的美好生活。

247. "我能想到最浪漫的事,就是和你一起慢慢变老"

——他(她)说的话靠谱吗?

情侣间在亲密关系中最绕不开的话题就是关于信任的问题。相互信任既是亲密关系产生的条件,又是其发展的基础。心理学上所说的信任问题,涉及个体的安全感、依恋水平和心理防御机制等各种综合因素,从而影响个体对他人和所处关系产生的判断和投入。"你到底爱不爱我"的背后是一种"我怕你离开"的焦虑,当对方露出一点点对于关系没那么投入的表现时,这种焦虑会让人产生"他(她)是不是不爱我了?是不是要离开我?"的担忧。

这种情形下更多的是需要自己充分地了解自己,接受自己的价值、信念和判断,发展出对自己成熟的信任感,并试着调整自己的心态,秉持开放的心态来处理双方关系中遇到的问题,对增进对方的信任感有积极的帮助。

在恋爱中想做到完全信任对方也是比较有难度的。除了"很傻很天真"这种盲目信任外,正常的信任通常是仔细地探索、判断、求证之后慢慢形成的信任关系。每个人的经历都是不同的,很难去要求所有人都互相信任。拥有选择坦诚和信任的能力,能处理好恋爱关系中的正确判断是必需的。

 ## 248."每次我想更懂你,我们却更有距离"
——我和他(她)要怎么沟通?

经常有情侣抱怨恋爱久了无话可说,或者是越说越扫兴,这都是沟通方式逐渐单一引起的。情侣可以通过聊天时扩大话题来避免"尬聊",例如对方提出一个话题,双方可以就这个话题展开联想、回忆或展望,话题中再找话题,自然越聊越多、越聊越有趣。而在沟通的过程中对双方共同美好的回忆产生情绪共振也是促进沟通的一种方式。人在能引起"感同身受"的时刻最具有表达和分享的欲望。还有包括幽默、坦诚、开放式问答等诸多技巧,这些都是能让沟通方式更为多元化的有效手段。

从以上来看,恋爱中双方的沟通与日常人际交往的沟通有较大的相似之处,但也有区别。最大的区别在于这种沟通常基于亲密关系之上,因此应更加重视和多加培养。通过利用不同的技巧和策略,促进双方在恋爱过程中沟通的有效性,促进双方关系的良好发展。

 ## 249."陌生的城市啊,熟悉的角落里"
——异地恋怎样排解相思之苦?

异地恋最大的难题并不是空间距离,而是心灵距离,多数情侣会因为爱而不得各自离去,因为没有共同目标而选择放弃。异地恋情侣间的沟通尤为重要,这些交流的内容可以是分享日常生活中的内容,也可以是参与对方生活中的小事情,这些交流的内容看似是在"记流水账",却是双方营造共同生活氛围的重要方式。沟通的过程中更需要注意照顾对方的情绪,适当地控制情绪宣泄,尤其要避免发生矛盾时的"冷战"。

增加仪式感也是增进双方感情、保持有效沟通的小技巧之一,比如双方约定固定的联系时间,每天晚上回家以后打个视频电话,每隔一段时间去对方的城市度过周末等,通过这些充满仪式感的生活事件来形成情侣间的"爱情契约",以此来巩固双方恋爱的充实感。

两个人建立共同目标、一起努力、共同进步也是维持亲密关系的重要保障,通过建立共同的目标来促进双方为其共同努力,这些目标可以放在双方的"爱情契约"里,作为增加仪式感的一部分,也可以是双方共同追求并努力达成的未来蓝图。

 ## 250. "昨天已来不及,明天就会可惜"
——准备好步入婚姻的大门了吗?

毕淑敏说过:"结婚通常是在我们尚未完全明了它的严重性前,就匆忙决定了的一件事。它是年轻人最大的也是最初的一场赌注。"许多令人遗憾的婚姻多是因为双方在步入婚姻前缺乏充分的心理建设而引起的。

恋爱中的双方可以只对自己负责,享受爱情带来甜蜜的精神愉悦即可,而婚姻则需要双方为婚后的共同生活承担责任。在婚后的生活中,双方更像是一个有机组合的整体,需要各自恋爱观和亲密关系的成熟作为保障。这也是恋爱与婚姻最大的区别,有人总结为"恋爱像高级的友情,婚姻像初级的亲情"。我们不妨在步入婚姻前多问一问自己:你真的确定他(她)就是你唯一的选择吗? 婚后你们能尊重彼此独立的生活吗? 你愿意承担起家庭的责任吗? 漫长的余生会厌倦、背叛彼此吗？当双方都对未来的婚姻生活做足了心理准备,婚后的许多问题就变得不再是问题,爱情自然能延续下去,陪伴彼此度过幸福的一生。

正确地看待婚后生活是需要双方共同协商并达成共识的,与恋爱时不同的是,婚后生活是以家庭为单位整体开展的,包含了许多家庭承载的功能,双方在步入婚姻前就应适当地了解一些家庭生活的细节,做好沟通与协商,才能保障在步入婚姻后能有条不紊地共同生活。

 ## 251. "我看到了他的心,演的全是他和她的电影"
——前任还是前前任?

《围城》里的唐晓芙说:"若是爱上一个人,我就要占据他生命的所有,在遇到我之前,他留着空白等我。"大多数人在寻求真爱的过程中往往难以做到如此理想化的状态,总要经历几段起起伏伏的恋爱才能寻觅到爱情的真果。而在恋爱过程中如何处理、能否处理好自己和对方的前任问题,多多少少会影响双方关系的发展。

心理学上理解的"前任"问题,是将其归纳为"未完成情结"。情侣分手后依然执着于前任,是因为不能接受"分手"这个结局。未完成意味着原有的可能性,意味着"本可以"、不甘、懊悔和遗憾。而在恋爱过程中受此折磨的、囚前任问题引起对伴侣过往的嫉妒、总吃伴侣前任醋的心理现象,称为"回溯性嫉妒",是对伴侣过去的情史或性史而产生的不愉快的想法和情绪。这种现象轻则影响恋爱的健康发展和日常生活,重则直接导致分手,甚至给双方带来长久的心理创伤。

恋人们应利用亲密关系中嫉妒的合理性,提醒对方保持承诺,同时也表达了自己的情感——正是因为相爱所以要彼此珍惜,因为相爱所以不允许存在背叛。当遇到前任的问题时,双方更应不断地增强自信并对当下这段关系充满信心。感受到压力的情侣可以尝试调整自己的认知,妥善处理自己的负面情绪。如试想一下他(她)有过恋爱经历就不完美了吗？也许正是因为爱过才学会了如何爱与被爱，也许正是因为失去过才更懂得珍惜。

 ## 252. "曾经在幽幽暗暗反反复复中追问，才知道平平淡淡从从容容才是真"
——爱情能否经得起时间考验？

在心理学上，双方在确定恋爱关系并建立起初步的亲密关系后终归于平淡，似乎每天临睡前的晚安少了一些温柔和热情，分别之前的拥抱更像是在履行吃饭刷牙的义务，两人不再那么亲密，开始回归双方相遇前的生活状态——种种的表现会让情侣产生爱情在随着时间的流逝而消失的感觉。

其实我们所经历的爱情并没有发生变化，真正发生变化的恰恰是陷入爱情的人。心理学中，有种现象叫作"感觉适应"：长期施加同一刺激，你会感觉刺激越来越小。例如，从明亮的走廊突然进入没开灯的房间，刚开始眼前一片漆黑、什么都看不到，随着在暗处停留的时间延长，渐渐地能看清一些物体的轮廓，慢慢地能看清楚房间里的物体都是什么，这就是视觉的感觉适应现象，其规律又被称为"费希纳定律"。

想要让爱情在平淡期经得起考验，可以用心理学的原理来让双方重新"感受"爱情。我们用少数情况下的感觉去要求每天的生活，本身就抬高了自己对爱情美好的预期——没有情侣能每天都过情人节，所以我们应该调整好自己的心态和心理预期，降低彼此的不确定感，对双方的爱情生活有正确和理性的判断。

按照"费希纳定律"的观点，我们应该找寻方法提高对爱情的刺激感受性。比如在恋爱进入平淡期后适当地保持距离，给双方留一些私人空间反而会令对方感到你更有魅力，正所谓"一日不见，如隔三秋""小别胜新婚"。也可以寻找一些新鲜的、没有体验过的方式方法来增强双方对爱情的感受程度。

 253. "怎么忍心怪你犯了错,是我给你自由过了火"
　　——我要原谅他(她)吗?

　　古语有云:"人非圣贤,孰能无过?"并不是所有的人在谈情说爱的道路上都可以一帆风顺,即使是在步入婚姻生活后也可能充满坎坷。原谅对方的过错,底线和伴侣二选一怎么选? 实际上取决于哪个后果能让自己更不痛苦,哪个后果对自己和双方未来的幸福帮助更大。

　　当我们选择了坚守底线,那就意味着底线是你爱情中最看重的东西,对方的过错让你承受了难以承受的伤害,是无法被原谅的。尽早地分手不仅能尽快减少承受的情感创伤,还能避免因为勉强原谅而引起后来一系列不必要的麻烦。虽然因为不能接受对方的错误而终止了这段感情,但经历过创伤仍要严守底线的人可以在以后寻求爱情的道路上筛选出更高标准、更忠于爱情的对象。

　　当我们选择原谅对方并继续维持恋爱进程时,就是对对方的一种莫大的信任。自此以后如果双方的感情能得到稳固和升温,并能令对方"知错就改",那这样的原谅就是值得的、正确的。

　　当然,选择原谅或不原谅,不仅取决于事件所造成的后果轻重、双方对此事的态度如何,还关乎个体的价值观、对追求幸福的要求等。如何选择因人而异,但选择前要多问问自己:这样的选择能减少自己承受的伤害吗? 能让自己继续幸福吗?

254. "可惜不是你，陪我到最后"

——你真的准备好分手了吗？

分手这件事，自古以来都是建议好聚好散。敦煌莫高窟出土的《放妻协议》里就写道："解冤释结，更莫相憎，一别两宽，各生欢喜。"心理学家菲利普·谢弗通过研究发现成年人存在三种爱情的依恋模式，其中安全型爱人和焦虑-矛盾型爱人各占半壁江山，回避型爱人所占比例较少，安全型爱人的依恋模式能较大概率地达成和平分手。

许多情侣在恋爱过程中遇到了问题和矛盾时会通过分手的方式逼迫对方认错、妥协或改变，让提出分手的一方更有掌控感，这便是把分手当作了操纵感情的工具。殊不知这样频繁地提出分手很容易打击到对方的自尊，最终一方或双方难以忍受，"假"分手变成了"真"分手，双方不欢而散。

如果真的要分手，要尽量选择对双方都不会进一步造成更大伤害或更有利的分手方式。这里要提到的是"长痛"和"短痛"的问题，"短痛"的方式通常是选择了在短时间内承受痛苦，属于来得快去得也快的分手方式。"长痛"则是提出分手后还犹犹豫豫，搁置问题甚至回避问题，出现"冷暴力"等，这样的分手过程持续的时间很长，对双方造成的情感痛苦持续的时间也是较长的。

和平分手多是真性分手，也是推荐恋人分手方式的首选。和平分手更倾向于一种"短痛"的解决方案。综合来看，和平分手对双方是最佳的选择，而且往往和平分手的情侣后期复合的成功率也要远高于其他分手方式。

255. "把爱剪碎了随风吹向大海,有许多事让泪水洗过更明白"

——失恋后怎样尽快平复情绪?

失恋是一种"亲密关系挫折",无论是何种原因导致的失恋或"被失恋",如何尽量减少失恋对个体的影响、尽快地从失恋的情绪中平复下来也是个体心理保健的重要环节。受挫折情绪事件影响的个体容易过度地采取"内归因"的认知模式,个体不妨尝试通过调整自己的归因模式,用"可能性"取代"内归因",这样的归因认知方式可以很大程度上避免强烈的挫折体验带来的情绪冲击。

失恋后一周左右个体的情绪非常不稳定,往往愤怒、悲伤或者怨恨等情绪交替而来。此时可以通过合理的形式将负性情绪释放,常见的有尽情痛哭一场、运动发泄、找朋友倾诉等,还有一些有特色的心理治疗方法,如绘画治疗、音乐治疗等。在此过程中家人和朋友的陪伴显得尤为重要,让失恋的个体在一个安全的环境中重新休整和调整自我。

随着情绪的平复、理智的回归,处在失恋中的人也最终能看到生活的曙光,开始对那一段关系从感性思考到理性思考。总结和反思的开始,也正是个体走出失恋、回归生活的最后一步,而这也正是自己情感的一个历练过程。

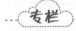

巧用归因理论调整心态

归因理论是指说明和分析人们活动因果关系的理论,人们用它来解释、控制和预测相关的环境以及随这种环境而出现的行为,是通过改变人们的自我感觉、自我认识来改变和调整人的行为的理论。合理地利用归因理论来调整心态,能帮助恋爱中的双方解决许多看似棘手的问题。

美国心理学家伯纳德·韦纳把个体的归因模式分为"内归因"和"外归因"两种,个人的能力和努力是"内归因",遇到问题的客观难度和运气则是"外归因"。

一类人在感情出现问题后,会归因为人不对,"这个人不适合我"或者"我能遇到更好的人",结果就是分手、再找,这样要求外界改变来适应自己就是一种"外归因"。外归因会希望对方按照自己的期望改变,让对方变成自己理想中的样子。事实上要求对方变成自己理想中的样子难度很大,也会给双方带来许多痛苦。而另一类人在感情出现问题后,他们首先想到的是"我们为什么不能好好相处呢? 问题该怎么解决呢?"进而改变自己来适应外界就是一种"内归因"。合理地利用好归因方式,能让恋爱中的双方收获更多幸福。

 ## 256."走吧走吧,人总要学着自己长大"
——怎样化失恋为力量?

心理学上将恋爱看作童年依恋模式的复刻,因而在成年后亲密关系的开始或结束都是对依恋模式应用的不断重复。失恋后的反思促进个体成长,主要体现在以下几个方面:

一是促进个体对爱情的理解更为真实贴切,促进个体爱情观、婚恋观的成熟和情感认知体系的成熟。个体通过一段完整的恋情能熟悉爱情的发生发展规律,并在不断纠错和改正的过程中学会经营爱情,建立正确真实的爱情观。

二是完善个体爱与被爱的能力,提升情感技能。通过反思恋爱的过程,能让个体明白在恋爱中哪些事件可以促进两人关系的升温,哪些行为会导致亲密关系的恶化,在往后的婚恋过程中更加注重爱的技巧性表达。

三是健全人格和发展社会性。正如马斯洛说过的"挫折未必是坏处,关键在于对待挫折的态度"。失恋后重新回归理智与客观,不仅锻炼了个体稳定情绪性和开展自我心理建设的能力,还能有意识地培养个体共情的能力,透过多角度的审视认识自身存在的不足,促使自身改变去适应社会生存和亲密关系的需要。

257. "你爱我，还是他(她)?"
——如何避免陷入三角关系?

恋爱的过程中，有的人会很容易陷入三角关系中。理性的认知告诉我们，不管是引发三角关系的主角，还是被动地成了三角关系的"牺牲品"，都要尽早尽快地做出选择，拖得越久，问题会被发酵得越发严重。

古语云，"人心不足蛇吞象"。爱情所具有的排他性注定了爱情只能允许两个人参与，任何第三者的出现都会使爱情陷入焦灼状态，最终引火上身，既伤了别人，又伤了自己。因而想要避免陷入三角关系中或想要及时止损，克制住内心的贪欲是十分重要的。"当局者迷，旁观者清"也同样适用于处理三角关系，只要自己能脱离当前的局面，站在外人的角度看待感情问题，那么情况就会变得十分明朗——要么爱，要么走开。多听取亲密朋友和家人的意见往往会让自己在审视与他人的关系时看得更加清楚，这种听取并非全盘接收，而是需要采纳对自己建立认识有帮助的、客观中肯的部分。

倘若自己做不到快刀斩乱麻，那不妨尝试不做选择而放手远离这段关系，经历过一段时间后重新审视面前这段关系，以便看清楚这份感情的真实面目。

258. "你究竟有几个好妹妹?"
——他(她)是吃醋，还是嫉妒妄想?

吃醋这件事本是爱情中嫉妒的一种表现。心理学中把嫉妒定义为一种自己的亲密关系被真实或假想的情敌威胁之后的情感反应，它会引起个体感到自己被替代的不适情绪，包含愤怒、不安全感、怀疑、憎恶、丧失等。由于爱情所表现出的强烈排他性和占有欲，因此，嫉妒的产生在所难免。正常程度的吃醋对双方感情而言是有一定益处的,进化心理学认为嫉妒的发生是一种保护伴侣不被别人偷走的行为,而此时一方实施了"保留伴侣"的行为时,两人的爱情联结会更加稳固。

但有种吃醋则是严重到无论一方如何自证清白,对方均难以接受,并采取跟踪调查等行为,即使客观条件证实了,对方仍坚信不疑,长期如此下去严重地妨碍了两人正常的交往,甚至对个体的正常生活也产生了极大的影响。这时我们需要警惕对方是否变成了病理性的"吃醋"——嫉妒妄想。此时,嫉妒者本身无病识感,不认为自己的嫉妒已经达到病态的程度,再加上这类患者的社会功能一般不受影响,身边的人若缺乏一定的心理学知识也很少认为其有病,认为只是一般的恋爱问题或家庭矛盾,因此这类患者很少主动去医院治疗。

在恋爱中若发现对方这种极端的吃醋行为愈发顽固,怀疑的依据捕风捉影,猜疑的对象十分广泛离奇并出现了十分荒谬、不合逻辑的思维推理时,就要建议对方尽早前往心理科或精神科进行筛查诊治。

(盛 鑫)

心理健康释疑解惑**300**问

心理咨询篇

XINLI ZIXUN PIAN

　　"少年不识愁滋味，爱上层楼。爱上层楼，为赋新词强说愁。而今识得愁滋味，欲说还休。欲说还休，却道天凉好个秋。"每个人在不同的年龄段有不同的烦恼和困惑，多数情况下可以通过自我调节走出困境，但自我调整或普通求助仍不能解决的，往往需要求助于心理咨询专业帮助。本篇向你介绍寻求心理咨询中的常见问题，以帮助你更好地选择和使用心理咨询与治疗。

259. 知我者,谓我心忧

——什么是心理咨询与治疗?

对于今天的人来说,心理咨询已经不再是一个陌生的概念了,人们大多已经不会把心理咨询与进精神病院混为一谈了。究竟什么是心理咨询? 心理咨询与心理咨询相关的另一个词语——心理治疗二者之间是什么关系呢?

心理咨询是一种专业的助人活动,旨在帮助遇到困扰的来访者提供心理服务。在咨询的过程中,来访者(即前来求助的人)主动投入,自己有改变的动机,然后做出努力,接受挑战和冒险,愿意做出抉择和改变。另外,咨询师在帮助来访者的同时,自己也在学习、在成长、在进步。心理咨询就是在规定的场地,在特殊的空间里,在安全和互信的情境中,表露一些我们在日常情境中没有机会表露的经验。这些经验或许涉及我们内心的黑暗地带,或许是社会不允许或禁忌的事情,在心理咨询的过程中我们可以放心地把它们表达出来,还会对这些经验进行深入的探讨,这个探讨的过程也加深了来访者对自己、对他人和对世界的认识和了解。

心理咨询与心理治疗既有区别,也有联系,两者的指导理论都是相似的,区别在于前者以发展性咨询为主,后者以障碍性治疗为主;前者面对的是轻度的心理问题,后者处理的问题在程度上相对严重些;前者可以在非医疗环境中开展,后者一般在医疗环境中进行。本篇中将心理咨询师和心理治疗师统称为心理师。

260. 一种神奇的存在

——心理师是什么样的人?

"你是心理咨询师,那你来猜一猜我现在在想什么?"生活中,很多人会这样问心理咨询师,觉得心理咨询师很神秘,认为他们能猜透别人的心思,或者觉得心理咨询师无论何时都能理解别人、不能有负面情绪。实际上,心理咨询师首先是一个"人":既不是神,也不是机器。心理咨询师是受过严格训练的专业人员,他们在心理咨询室里对来访者有特别好的理解,能设身处地地为来访者着想,在现实生活中基本上也是这样。但是,心理师在本质上也是普通人,也会有缺点,有负面情绪(如同医生也会生病一样)。当他们在做咨询的时候,他们会按职业和专业要求对待来访者的问题,会把自己的情绪暂时放开,等回到自己生活中的时候再去处理。

另外,认为心理咨询师能猜透别人的心思也是一种误解。的确,心理咨询师能比一般人更能看透一个人言行背后的真正动机。但心理咨询师只有在咨询的过程中,对来访者的问题进行理解,去分析问题背后的真正原因,并且和来访者一起去验证,而不会在生活中以己度人或"暴力分析"身边的人和事。

 261. 我有难以启齿的秘密

——什么是保密原则?

隐私问题是来访者非常担心的问题,他们担心心理咨询师会不会吐露自己的秘密,担心咨询记录材料会不会被传播出去。其实,为来访者保守秘密是心理咨询的基本要求,是作为执业伦理规范来执行的;同时也允许来访者不留真实姓名,或要求心理咨询师不做任何记录等。心理咨询师如果需要接受督导,或需要录音、录像都必须事先得到来访者的同意。

但在心理咨询保密中也有需要采取措施的例外情况,主要有:① 来访者面临严重自杀行为,或他人面临相关的生命危险。② 法律有规定须通报的事项,如严重的家庭暴力、犯罪行为、患有严重传染病等。③ 来访者如为未成年人,正面临虐待或性侵害,或面临重大事情的决定,如性行为、变性手术等,心理咨询师有义务以适当方式告知家长或监护人。

262. 不求不治
——什么是自愿原则?

在实际咨询工作中,有许多来访者迫于他人的要求前来咨询,有时还存在代替他人前来咨询的情况,如家长代替孩子、妻子代替丈夫来咨询。而要提供有针对性的帮助,切实解决实际问题,真正的"事主"出面接受咨询效果最好。"事主"必须要意识到自己的困惑或问题,有自我改变的意愿和动机,并积极主动地寻求心理师的帮助,才能够完成自我改变。

另外,来访者有权利在任何时候结束咨询,来访者在选择心理咨询师、暂停咨询过程方面的意愿都应该受到尊重,也就是所谓的"来者不拒,去者不留"。

263. 我想和心理师交朋友
——什么是情感限定原则?

有些影视作品里会有这样的情节:心理咨询师给来访者做心理咨询,两个人互生好感然后谈恋爱了。现实的心理咨询中,这样的事情是不允许的。

心理师在心理咨询过程中始终保持客观身份,尊重来访者,不把个人的认识、判断强加给来访者,也不为来访者做决定。在心理咨询期间,原则上禁止心理师与来访者进行心理咨询以外的任何私人交往,心理师不能在心理咨询中寻求个人情感和实际利益(接受来访者的请客、吃饭、送礼等)的满足和实现。来自来访者的劝诱和要求,即便是好意的,在终止咨询之前也是应该予以拒绝的。个人间私下接触过密的话,不仅容易使来访者过于了解咨询师的内心世界和私生活,阻碍来访者的自我表现,也容易使咨询师该说的不能说,从而失去客观公正地判断事物的能力。心理师与来访者的关系,是心理问题解决的职业服务的关系。

264. 不批判不指责

——什么是价值中立原则?

有不少人来做心理咨询会觉得自己道德品质有问题而担心心理师会批评自己、看不起自己,如有的来访者在婚姻中有外遇,犹豫要不要离婚,想听听心理师的看法,但又担心心理师在道德上评价他。事实上,心理师对来访者谈话中涉及的问题是保持中立的,不做评判,对来访者的生活言行也不会批评和指责的。心理师会保持中立,不给来访者面临的重大问题出主意、提建议,因为来访者自身具备解决自己心理问题的潜能,只不过这些潜能由于各种原因暂时被"囚禁"了。心理师内心坚持这种信念的本身就是对来访者最大的信任,过多而不合时宜地给来访者提建议、出主意,会给咨询带来许多危害。

265. 虚伪的真诚比魔鬼更可怕

——如何信任心理师?

信任一个人需不需要理由? 如果是自己的亲人、配偶、亲戚、朋友等,因为对他们有足够的了解,所以我们可以去信任他们。但是对于陌生的心理师,因为不了解,所以很难把自己的心里话全部告诉心理师。

从心理学的角度看,信任一个人是需要理由的。在咨询的过程中,心理师对来访者的语言、行动和情绪等能充分理解,对来访者持非道德性评价,帮助来访者分析原因并寻找出路。良好的咨询关系自然就建立起来了,来访者自然信任心理师,心理师也信任来访者,只有相互信任,才能更好地沟通。这也是达到互相理解、实现咨询目标与意图的前提。

 ## 266. 谈钱不伤感情
——收费怎么设置?

生活中可能会有人疑惑:"不就谈谈话聊聊天吗?还收费?"也有人会想:"心理咨询一次好几百元钱,咨询师都发财了。"还有人做完咨询不愿付费,因为觉得咨询没有达到自己想要的效果,或者跟咨询师讨价还价等。这就涉及心理咨询的收费问题,费用设置是心理咨询的一个重要内容。

心理咨询的费用需要规定清楚,包括:收费标准是怎样的?费用是不是在面谈时就付清?是在面谈开始前还是结束后支付?是否允许来访者保持自己账户的结余而暂时不支付费用?这在公立医院和社会上不同机构中有些区别,但都应该在咨询开始之前予以具体说明。费用设置有助于让心理师与来访者建立咨询的约定,界定心理师与来访者各自的角色,暗含着双方在心理咨询中都具有平等的权利。

心理咨询通常不宜免费,这是因为:首先,收费后心理师和来访者之间才能建立有效的关联;其次,心理咨询也是一种劳动的过程,就如同我们去就医看病需要付费一样。

 ## 267. 不开心时就想见心理师
——时间怎么设置?

有些来访者会在还未到约定的时间就与咨询师联系,希望提前进行咨询,或者在生活中遇到一点事情就要求马上见咨询师。若不是紧急情况,咨询师还是会等到约定的时间才进行咨询,这样可以让来访者意识到自己并不能控制任何事情,不能想怎样就怎样,需要遵守一定的规则,咨询师不可能一直绕着自己转,他也有自己的生活和工作安排。

咨询的时间一般定为每次50分钟左右,不能随意延长咨询的时间。长达2~3小时的一次咨询的效果并不比时间为50分钟的咨询的效果好。长时间的咨询会使咨询师与来访者都感到疲劳,不能将注意力集中于要解决的关键问题上。一次长时间的咨询似乎能讨论很多问题,但是来访者并没有时间去深入思考,因而没有一个反省、成长的过程,这样的咨询并不能达到解决来访者问题的目的。每次咨询的时间是按照咨询心理学的原理和实践进行科学设置的。

268. 想请心理师上门做咨询
——场所怎么设置?

对于有些家庭来说,当孩子出现心理问题但又不愿意面询时,有些家长就会前来询问心理师是否可以去家里,通过观察孩子的言行来判断孩子有没有问题。还有些人甚至希望请心理师到外面吃饭,边吃饭边做心理疏导,这些都是违反心理咨询的设置的。

心理咨询作为一项专业的助人工作,不同于一般的社会工作,它对场所有一定的要求。心理咨询一般要求在固定的、安全的、温暖的心理咨询室进行。如果特殊情况一定需要出诊做咨询,出诊场所要能够满足心理咨询的需要,以保证咨询能正常进行。

269. 相距太远相见难

——心理咨询有哪些形式?

来访者与心理咨询师进行面对面的咨询是最多见的服务形式,也是最有效的服务方式。此外,还有电话心理咨询、书信心理咨询、专栏心理咨询等,这些形式各有其特色,可满足不同情况的需要,但其缺陷是没有面对面咨询那么深入,更难以进行心理测评和其他检查。

心理咨询还有一种代替别人做心理咨询的"代咨询",比较多见的是那些家里可能有心理问题却不能认识到或不愿做咨询的亲人,如家长、配偶等;也有代替朋友或同事做咨询的。在很多情况下,这一类咨询往往是面对面咨询的前奏,多数仍需要动员当事人与心理咨询师进行面对面的深入交流。

随着科技的进步和社会的发展,特别是互联网技术的发展,远程网络心理咨询显示出其独特的优势,其方便、快捷、轻松的服务为心理咨询的普及和发展提供了极具前景的未来。

 ## 270. 落叶他乡树,寒灯独夜人

——哪些情况需要心理咨询?

很多人误以为只有那些有心理疾病的人才会需要进行心理咨询,这个观念让许多原本在短时间内就可以解决的种种困惑长期存在和蔓延,最终可能会使当事人从抑郁或焦虑的情绪发展成为抑郁症、焦虑症等。

如有这几种情况,你可以考虑预约心理咨询了:① 当你在某些时候觉得孤独或者想找人说说话,并且感觉大部分人不理解你时。② 当你的工作、生活、情感压力过大时,例如失恋、工作挑战太大、同事相处不良、生意伙伴失信等,而使你觉得有点胸闷难受、焦虑不安、容易发火、心情忧郁、失眠等。③ 当你的家庭婚姻关系出现问题时,如夫妻间交流困难、常常冷战、性生活出现障碍、出轨离婚等。④ 当你与孩子无法顺畅地沟通时,如孩子学习成绩下降,与你产生对抗。⑤ 或许你没有任何困扰,丰衣足食、家庭幸福,但你觉得需要一些心理层面的成长或回顾时。

心理咨询的范围是非常广泛的,只要你觉得需要时。

271."这个世界很危险"
——哪些情况不宜心理咨询?

"有那么多不怀好意的人在跟踪我,这个世界很危险!"这是一位36岁男性的感受,并有一系列异常行为,他被诊断为精神分裂症。

心理咨询或者心理治疗也不是万能的,对于精神分裂症、偏执性精神障碍、躁狂症和抑郁症等严重精神疾病,患者有被害妄想、幻听等精神病性症状以及自杀风险时,单纯的心理咨询是不能收到理想效果的,往往需要专科医生进行药物治疗和物理治疗。

超出心理咨询范围的情况有:① 精神病或严重心理障碍患者,比如精神分裂症患者具有难以控制的自杀行为或暴力行为,必须在病情得到控制后,通过心理咨询或心理治疗帮助他们调整心态,恢复日常生活、社交、学习、工作能力。② 脑器质性病变或躯体疾病引起的心理或精神活动异常的人,由于其发病原因是因为脑部某些功能区域受损导致心理活动或精神活动异常,所以要对原发疾病进行治疗,由专科医生进行。

272.洗心革面,重新做人
——心理咨询的目标有哪些?

有些人去见心理师,抱着一次咨询就能起到"醍醐灌顶""一语点醒梦中人"的期待;或者希望心理师能提些现实建议,以解决当下面临的现实问题。诚然,这些期待很难通过短期咨询达成,有的甚至不是心理咨询的目的,如决定是否离婚,调动工作岗位等。

心理咨询是运用心理学的理论与方法,解决患者心理方面的困惑或问题,如有的来访者有躯体症状,心理咨询的目标不是消除或减轻这些生理症状,而是怎样改变引发这种躯体问题的心理因素。心理咨询的最高目标是增强人们的心理素质,促进人们的身心健康,提高人们适应环境的能力,从而使社会变得更加美好。

 ## 273. 幸运的人用童年治愈一生,不幸的人用一生治愈童年

——什么是精神分析疗法?

精神分析理论是由弗洛伊德创立的,迄今已有一百多年的历史,经过不断的创新和发展,已成为当今主流的心理咨询理论之一。精神分析旨在探索人们的内心世界,提出无意识和意识层次的概念,无意识不能直接被研究,却可以通过行为推断出来。如梦是无意识需要、愿望和冲突的象征;又如口误和遗忘,如说错或遗忘了一个原本很熟悉的名字等。

弗洛伊德将人格发展划分为口欲期、肛欲期、性器期、潜伏期和生殖期。他认为前三个阶段对人一生的发展至关重要。第一个阶段是口欲期(0~1岁),如果个体没有处理好这个阶段的问题,就无法相信自己和他人,对爱及形成亲密关系感到恐惧,并存在低自尊的问题。第二个阶段是肛欲期(1~3岁),这个阶段处理的是无法识别和表达愤怒,这将导致一个人否认自己作为个体的力量并缺乏自主性。第三个阶段是性器期(3~6岁),这个阶段处理的是不能完全接受自己的性行为和性感觉,以及很难接受自己是男人或女人。个人发展的三个方面——爱和

信任,处理负性情绪,以及能积极地接受——都建立在生命的前六年。这一时期是后来人格发展的基础。当一个孩子在这些发展阶段的需求没有得到充分的满足时,他可能固着在那个阶段,并在以后的生活中以心理不成熟的方式表现出来。

自我分析

受时间、地点和财力、物力的限制,不可能每个人都有机会接受专业的精神分析治疗。那么,运用精神分析的理论,给自己做精神分析,其积极作用也是不可小觑的。

自我分析主要依靠自由联想和解释这两种方法。自由联想是弗洛伊德在1895年创立的。他让病人舒服地躺好或坐好,把自己想到的一切都说出来,不论其如何微不足道、荒诞不经、有伤大雅,都要如实说出来。精神分析家的工作则在于对对方所报告的材料加以分析和解释,直到找出病人无意识中的矛盾冲突为止。而在自我分析中则可巧妙地运用联想,在自己很平静、有空闲的时候,人的思绪随意地驰骋,还可以采用写下联想的方法。要知道浮现在脑海中的任何东西都不是无缘无故的,都是有一定因果关系的,借此可以发掘出无意识之中的症结所在。解释则是揭示各种症状和行为中的无意识举动,使自己对这些症状和行为的真正含义达到领悟,使自己正视他所回避的东西或尚未意识到的东西,把无意识中的内容变成有意识的。

274. 你的错误认知正在欺骗你
——什么是认知行为疗法?

小美快过生日了,然而她一直没有收到好朋友然然的祝福短信。她想:"我正在失去所有的朋友,没有人再来关心我了。"因此她整天闷闷不乐,不愿主动和人说话。然而她却忽视了这样的一些事实:她收到了其他朋友的祝福,也忽略了然然以前每年都会给她发祝福短信,还有更重要的——然然最近特别的忙。小美的这种选择性归因就是一种错误的认知。纠正其错误认知,建立合理的认知,同时增强适宜行为,减少不适宜行为,即认知行为疗法。

心理学家贝克创立了认知疗法,着重挖掘来访者隐蔽的、歪曲的不合理认知,通过改变来访者对己、对人和对事的看法与态度来解决他们的心理问题。行为治疗则是根据条件反射学说和社会学习理论,通过对个体反复训练达到矫正不良行为的一类心理治疗方法,代表人物有华生、斯金纳等。到了20世纪70年代,行为治疗学家注意到个体的认知过程对行为的影响,于是便将这两种心理治疗的理论和方法结合起来,发展成为认知行为治疗。该疗法主要包括:① 心理师和来访者之间相互合作。② 识别与来访者目前症状、情绪或问题有关的情感、信念和想法,识别错误信念和想法。③ 学习一套针对目标想法、信念或问题的应对技巧,从而实现矫正来访者心理行为问题的目的。

渐进式肌肉放松训练

渐进式肌肉放松训练是一种逐渐的、有序的、使肌肉先紧张后放松的训练方法。渐进式肌肉放松训练强调,放松要循序渐进地进行,要求被试在放松之前先使肌肉收缩,继而进行放松。这样做的目的是进一步要求被试在肌肉收缩和放松后,通过比较从而细心体验所产生的那种放松感。同时它还要求被试在放松训练时,自上而下有顺序地进行,放松一部分肌肉之后再放松另外一部分,"渐进"而行。

找一个安静的地方,舒适地躺着或坐着,然后按以下步骤操作:

(1)首先,深呼吸3次,每次都慢慢地呼气。吸气时,自己的肚子会慢慢地鼓起来,像一只充了气的气球;呼出气时,这只气球就会慢慢地瘪下去。同时,想象身体的紧张开始消除。

(2)握紧拳头,坚持5秒,然后放开8~10秒。在绷紧、放松所有其他肌肉群时,使用同样的时间间隔。

(3)绷紧手臂,双臂同时用力,绷紧—放松。

(4)绷紧手臂内侧,伸出手臂,绷紧肘部,绷紧—放松。

(5)绷紧前额,尽可能地抬高眉毛,绷紧—放松。想象你前额的肌肉在放松时变得光滑而柔软。

(6) 绷紧颈部背面的肌肉,头尽可能地向后仰,似乎要碰到自己的后背。把注意力只集中在绷紧颈部的肌肉,绷紧—放松。

(7) 深呼吸几次,让头的重量尽可能完全地依靠在靠着的地方而不是你的脖子。

(8) 绷紧肩膀,把肩膀抬起来,似乎要去碰触自己的耳朵,绷紧—放松。

(9) 绷紧胸部的肌肉,深深地吸一口气,屏住5秒钟,然后慢慢地放松。想象你胸部任何多余的紧张都随着呼气而消逝。

(10) 绷紧腹部的肌肉,腹部紧缩,绷紧—放松。想象有一股放松的感觉散布在腹部。

(11) 绷紧腰部,使腰部呈弓形,绷紧—放松。

(12) 绷紧臀部,把两边尽量并拢,绷紧—放松。想象臀部的肌肉变得放松、柔软。

(13) 绷紧腿部肌肉,把脚趾朝向身体弯曲,绷紧—放松。

(14) 绷紧你的脚,脚趾向下弯曲,绷紧—放松。

(15) 用心感受一下全身,看看还有没有残余的紧张。如果某个部位还是很紧张的话,将那组肌肉再重复做一两次绷紧—放松。

(16) 现在想象有一股很放松的感觉像波浪般慢慢地散布全身,从头开始,慢慢地渗透到每组肌肉群,直到脚趾。

 275. 每一个不曾起舞的日子,都是对生命的辜负
——什么是存在主义疗法?

存在主义心理学家的思想受到19世纪大批哲学家和作家的影响,如尼采、海德格尔等。尼采曾说:"每一个不曾起舞的日子,都是对生命的辜负。"他鼓励人们去追求、去享受、去爱。

与其说存在主义疗法是一种特殊的心理治疗实践方式,不如说它是一种思考方式,或者说是关于心理治疗的一种态度。它既不是一门独立的理论派系,也不是由具体技术组成的明确范式。

存在主义疗法聚焦于探索死亡、意义、自由、责任、焦虑和孤独的话题,因为这些话题都与个体当下的痛苦有关。这一疗法的目标就是帮助来访者探索存在主义的"生命现实",探索这些存在的现实是如何被忽视或否认的,又该如何解决它们才能够实现更深刻、更具反思性以及更有意义的存在。存在主义疗法基于这样的假设:我们是自由的,因此我们需要为自己的选择和行为负责。我们是自己生活的创造者,需要自己去设计未来发展的道路。我们并不是环境的受害者,从很大程度上来讲,是我们自己选择了现状。正如欧文亚隆所说:"一旦个体开始发现自己才是那个让生活陷入困境的人时,他们就会意识到只有他们自己才能够改变这一现状。"

 ## 276. 我是爱你的,你是自由的
——什么是人本主义疗法?

罗杰斯被称为"沉默的革命者",他不仅对人本主义理论的发展做出了重要贡献,而且持续影响着当代的咨询实践。

罗杰斯认为:从本质上来说,人是值得信赖的,他们有巨大的潜力理解自己和解决自己的问题,而不需要心理师的直接干预,如果他们参与到某种特定的治疗关系中,他们就有能力自我指导地成长。正如歌词所述:"我是爱你的,你是自由的",人本主义疗法尊重每个个体的独特性和个性,相信每个人都有能力做出积极的、建设性的选择,我们每个人都有一种自我实现的潜能,通过自我实现的过程,我们可以找到人生的意义。

 ## 277. 顺其自然,为所当为
——什么是森田疗法?

森田疗法是20世纪20年代前后由日本精神病学家森田正马博士

创立的。森田正马本人自幼就有明显的神经质倾向,年轻时与疾病斗争,深受神经质症状的困扰。在他从事精神卫生工作后,他开始搜集大量国内外文献资料,总结自己的临床治疗经验,形成了自己的疗法。森田疗法一般遵循以下几条原则:

(1)顺其自然:当症状出现时,越想努力克服症状,就越会使自己内心的冲突加重,苦恼更甚,症状就越顽固。因此,当症状出现时,应对其采取不在乎的态度,顺应自然,既来之则安之,接受症状,不把其视为特殊问题,以平常心对待。

(2)忍受痛苦,为所当为:神经症患者常常采取逃避痛苦的态度和行为。这种逃避的态度永远不可能适应现实生活。要想改变,必须做到:无论多么痛苦,都应该能够忍受,并投入到实际生活中去做应该做的事情,这样就可以在不知不觉中得到改善了。

(3)目的本位,行动本位:主张患者抛弃以情绪为准则的生活态度,而应该以行为为准则。森田疗法要求患者对于不受意志控制的情绪不予以理睬,而要重视符合自己心愿的行动,唯有行动和行动的成果才能体现一个人的价值。

(4)克服自卑,保持自信:神经症患者有极强的追求完美的欲望,做事务求尽善尽美,对自己苛刻。此疗法要求患者大胆去做,即使没有自信或可能失败,也必须去做,因为自信产生于努力之中,只要努力就可能成功。

278. 游戏治疗,无声胜有声
——什么是箱庭疗法?

箱庭疗法(图12.1)又称沙盘疗法或沙盘游戏,是在欧洲发展起来的一种心理疗法。1939年,受威尔斯"地板游戏"的启示,英国伦敦的小儿科医生劳恩菲尔德将收集的各式玩具模型放在箱子中,让孩子们在箱子中游玩。孩子们将这个箱子称为"神奇的箱子",并将这一儿童心理治疗方法命名为"世界技法"。

箱庭疗法的具体操作是:在心理师的陪伴下,来访者从玩具架上自由地挑选玩具,在盛有细沙的特制箱子里进行自我表现,通过随意摆放组合玩具来再现其多维的现实生活,把来访者的无意识整合到意识中。由于箱庭疗法具有独特的游戏性质和非语言特性,因此它特别适合儿童和有语言障碍的来访者的咨询和治疗。

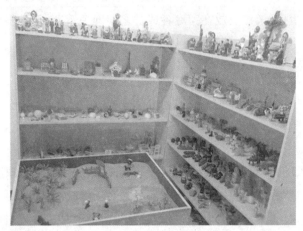

图12.1　箱庭疗法

 279. 家庭中的"替罪羊"

——什么是家庭治疗?

我们出生在家庭之中,大部分人的整个人生都在一个家庭到另外一个家庭中度过,家庭对我们而言太重要了。

心理咨询中经常会遇到父母一起把孩子送到咨询室来接受心理咨询,认为孩子有种种问题,如厌学、成绩下降、脾气暴躁、忧郁等,父母期望通过心理咨询让孩子变好。如果心理师真的把重点放在如何"改造"孩子上,那么这个治疗的效果就很难说了,因为孩子的问题很可能是这个家庭的问题,孩子只是这个家庭的"替罪羊"。

家庭治疗的观点认为：只有通过对个体和家庭成员之间的互动方式进行评估才能够更好地了解个体，个体的症状也应该被视为其家庭模式或习惯的一种表达和体现。某个家庭成员的发展和行为不可避免地与其他家庭成员存在联系。而来访者与其生活系统息息相关，将来访者的家庭同时考虑其中十分重要。因为家庭是一个相互作用的整体，每个家庭都有自己的特点。因此，家庭治疗是以"家庭"为对象而实施的心理治疗，把焦点放在家庭各成员之间的关系上，基于整个家庭的改变来促使个体的改变。

280. 趋之若鹜，又望而生畏

——什么是催眠治疗？

"骗人的？""挺吓人的？""他会不会把我的银行卡密码骗走？我要离他远点！""我可不想被控制！"大部分人对于催眠的认知，要么来源于道听途说，要么来源于各种影视作品，总觉得催眠是一件相当神秘的事情。因为催眠在远古人类社会中就已经存在，那时候它被归结为巫术一类的东西，首次将它作为一种治疗方法的是维也纳医生麦斯麦。

在现代心理学理论中，对催眠的定义一直在不断地修改和完善。简单来说，催眠就是催眠师对来访者进行人为诱导（如放松、单调刺激、集中注意、想象等）引起的一种特殊的类似睡眠又非睡眠的心理状态。首先，催眠室的布置应尽可能简洁，避免无关刺激，保持安静，室内光线柔和，室温适宜。然后，将患者从正常状态诱导到催眠状态。在大多数情况下，仅把患者诱导进入催眠状态并不能解决所有问题，催眠术需要与其他心理治疗的方法和技术手段相结合，才能取得良好的治疗效果。治疗完成后，需解除患者的催眠状态，让其恢复清醒。一次催眠治疗不足以解决患者的问题，大多数人需要进行多次治疗。另外，催眠治疗不是对所有患者都有效。

后现代主义疗法

后现代主义心理学是20世纪八九十年代在西方兴起的一种新的思潮,是后现代主义时代精神的产物。后现代主义心理学是一个宽泛的概念,它包含许多具体的心理学理论,如社会构建主义理论、叙事疗法、解构心理学、多元文化论思潮、后现代女性心理学、焦点解决短期治疗等。其中,叙事疗法和焦点解决短期治疗对后现代主义疗法的发展产生了巨大影响。

叙事疗法的理论基础是:问题是在社会、文化、政治背景下产生的。我们总是通过自己告诉自己的故事以及他人告诉我们的故事生活着。这些故事会塑造我们的现实,而我们会在这个现实中去看、去感受和去行动。通过探寻语言如何制造并且维持问题,可以促发改变。基于来访者的优势,强调心理师与来访者之间的合作,帮助来访者发现自身的力量并且过上他们想要的生活。

焦点解决短程疗法是一种目标导向的、关注未来的治疗方法,用于短程治疗。主要观点是:当人们专注于过去或现在的问题,而不是未来的解决方案时,他们会因未解决的过去冲突而陷入困境并被此阻碍。因此,焦点解决短期治疗关注的是现在和未来,更关注未来的可能性,而对来访者问题的形成并不那么感兴趣,强调寻找来访者生活中积极有效的一面,探索对其最为有效的方法。

 281. 通过一幅画看透你的心

——什么是心理测评?

如图12.2所示,你能看到什么? 有的人会看到人体,有的人会看到动物,有的人会看到云、雾、霜等,每个人看到的东西可能都是不一样的,这就是有名的罗夏墨迹测验。

罗夏墨迹测验因利用墨渍图版而又被称为墨渍图测验,是非常著名的人格测验,也是少有的投射型人格测试,在临床心理学中使用得非常广泛。通过向被试呈现标准化的由墨渍偶然形成的模样刺激图版,让被试自由地看并说出由此所联想到的东西,然后将这些反应用符号进行分类记录,加以分析,进而对被试人格的各种特征进行诊断。

除了罗夏墨迹测验外,还有很多种测评方法可以测量人的能力、人格及心理健康等心理特性和行为,其中更多的是量表测试。心理测评就是指通过一系列手段,将人的某些心理特征数量化,来衡量个体心理因素水平和个体心理差异的一种科学测量方法。

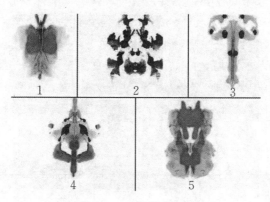

图12.2　罗夏墨迹测验

 ## 282. 心理筛查进小学

——心理测评的应用有哪些?

如果你是一名大学生,你可能刚入学时就已经参加过学校的心理筛查;如果你是一名小学生,你可能也接受过学校的心理健康评估;如果你是一名公司职员,你可能参加过单位的心理测试。事实上,心理测评可广泛用于各类人群或个人,趣味心理测试可以当作消遣玩一玩,而专业的心理量表则可用于心理健康评估、人格类型判定、能力(智力、操作能力等)评估等。心理测评已成为各机关、企业、组织等用来选拔人才、安置岗位以及对一个人进行诊断、评价的一种有用的技术。

在心理咨询中,心理师往往会让来访者做一份或一份以上心理量表,以此来快速地为来访者做初步的心理评估。因此,专业心理测评量表在心理咨询中具有非常有效的作用,如焦虑自评量表(SAS)、抑郁自评量表(SDS)、症状自评量表(SCL-90)等。

需要强调的是,在实施心理测评时,测验的选择、施测、计分和解释都必须由受过专门训练的专业人士来进行。

抑郁自评量表(SDS)

下面有20条文字,请仔细阅读每一条,把意思弄明白。然后根据你最近一周的实际情况进行评价。A.没有或很少有时间;B.小部分时间;C.相当多时间;D.绝大部分或全部时间。

1. 我觉得闷闷不乐,情绪低沉。

2. 我觉得一天中早晨最好。

3. 我一阵阵哭出来或觉得想哭。

4. 我晚上睡眠不好。

5. 我吃的跟平常一样多。

6. 我与异性密切接触时和以往一样感到愉快。

7. 我发觉我的体重在下降。

8. 我有便秘的苦恼。

9. 我心跳比平常快。

10. 我无缘无故地感到疲乏。

11. 我的头脑跟平常一样清楚。

12. 我觉得做经常做的事并没有困难。

13. 我觉得不安而平静不下来。

14. 我对将来抱有希望。

15. 我比平常容易生气激动。

16. 我觉得做出决定是容易的。

17. 我觉得自己是个有用的人,有人需要我。

18. 我的生活过得很有意思。

19. 我认为如果我死了,别人会过得好些。

20. 平常感兴趣的事我仍然感兴趣。

计分方法:正向计分题A、B、C、D按1、2、3、4分计;反向计分题按4、3、2、1计分。反向计分题号:2、5、6、11、12、14、16、17、18、20。

评定采用1~4记分制,评定时间为过去一周内。统计方法是把各题的得分相加为粗分,抑郁严重指数=粗分/80。

结果解释:抑郁严重指数(<0.5):状态很好,请继续保持哦。抑郁严重指数(0.5~0.59):有一点点不开心呢。抑郁严重指数(0.6~0.69):心理压力有点大呢。抑郁严重指数(>0.7):建议约个心理咨询吧。

(黄慧兰)

心理健康释疑解惑**300**问

心身健康篇

XINSHEN JIANKANG PIAN

 导读

　　钟南山院士说过:健康的一半是心理健康,疾病的一半是心理疾病。许多人并不知道,心理与生理两者之间是相互影响、密不可分的。那么,心理健康与身体健康到底是什么样的关系呢?心理健康是如何影响身体健康、导致躯体疾病的呢?对于心理行为因素所致的躯体疾病我们应该怎样处理更好呢?本篇将用真实案例和故事来向你进行讲述,以帮助你保持良好的心态和健康的身体。

283. 心理健康和身体健康哪个更重要？

——再谈心理健康与身体健康

网络上曾经有过这样一个问题：如果在心理健康和身体健康中只能选一个，你选哪一个？当时大部分的网友都选择身体健康，理由是没有健康的身体，要了心理健康也没用。其实这个问题选择任何一个都不对，因为健康不仅指一个人的身体有没有出现疾病或虚弱现象，还指一个人生理上、心理上和社会上的完美状态。此问题本身就是一个伪命题，心理健康和身体健康本是一个整体，二者密不可分。

丹麦一项从2000年开始、历时11年、涉及9870名成年人的研究发现，与没有情绪问题的人相比，常因夫妻关系出现情绪困扰的人死亡率增加1倍；常因亲子关系焦虑的人死亡率增加50％；常跟家人争吵的人死亡率升高1倍；常与邻居争吵的人死亡率增加2倍。

随着近现代医学的发展，生物-心理-社会医学模式的提出，人们早已把心理健康与身体健康放在了同样的高度。健康、完美的人生包含身体健全和心理健康两重含义，只有一个人身体、心理和社会适应都处于完满状态，才算是真正的健康。身体健康是心理健康的基础，而心理健康反过来又能促进身体健康。

英国教育家洛克说过："健全的心理寓于健康的身体，而健康的身体有赖于健全的心理。"心理健康和身体健康就像是两个处于共生关系的生物一样，缺一不可。

 ## 284. 为何说"病由心生"？

——心理因素与疾病的关系

我国古代就曾提出过"七情致病"的观点，当时人们就已经认识到情绪能够影响到人体的脏腑功能。随着现代医学的发展，人们越来越认识到心理因素在疾病的发生中所占有的重要地位,那么心理因素是如何引发疾病的呢?

早在20世纪30年代,心理动力学研究代表人物亚历山大就曾提出:成年期特殊的心理应激可以唤醒童年时期特定的潜意识的心理冲突,从而导致自主神经系统过度活动及相应的器官功能障碍,例如心理应激可引起消化性溃疡。到了20世纪50年代,随着心理生理学的发展,科学实验发现不同遗传素质的个体,在受到心理社会因素刺激时,可通过神经系统、免疫系统及内分泌系统的协同作用,导致疾病的发生,例如新近丧偶的人可出现淋巴细胞激活反应抑制现象。后来科学家们发现病人的行为特点和所处的社会环境也是导致疾病的重要因素,例如,吸烟可以导致很多疾病,社会经济状况低下会降低对疾病的抵抗等。这些观点共同解释了为何"病由心生"。

不良的心理因素可诱发心理疾病和躯体疾病,正确的心理疗法则可促进疾病的痊愈。因此,保持乐观、稳定的情绪,培养良好的心理素质才是我们预防和治疗疾病的根本方法。

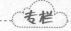

什么是心身医学?

心身医学是医学分支学科,是研究心理因素与人体健康和疾病之间关系的科学。它主要研究心身疾病的发病机制。广义的定义是指研究人类健康和疾病中的生物、心理乃至社会因素关系的医学,实际是一种对健康和疾病的认识方法。狭义的定义是指研究心身疾病的医学,研究心身疾病的病因、病理、诊断、治疗和预防等问题,亦称心理生理医学。

 285. 我的孩子怎么一紧张就喘不过气来?

——心理行为因素与支气管哮喘

在2012年伦敦奥运会上,迈克尔·菲尔普斯获得了18枚金牌,共22

枚奖牌,成为现代奥运会历史上获得金牌数量以及奖牌数量最多的运动员。可是你知道吗?菲尔普斯从小便患有哮喘,为了治疗哮喘,才开始了游泳训练,铸就了一段传奇。

支气管哮喘是指易感者对各种刺激因子产生气道高反应,表现为反复发作性的喘息和呼吸困难。很多名人都因此而丧生,如德国音乐家贝多芬等。哮喘的发病涉及生物、心理、社会等多方面的因素。研究发现,哮喘发病的主要病因中,外源性过敏原占29%,呼吸道感染占40%,心理因素占30%。特别是一些不良情绪明显能诱发支气管哮喘,比如焦虑、愤怒、抑郁、恐惧等,这也解释了为什么常常患有哮喘的儿童一遇到紧张的情景就喘不过气来。相关研究也表明哮喘患者常具有某些特殊的性格特征,如以自我为中心、依赖性强、希望别人同情、幼稚、情绪不稳定、易受暗示等,即所谓的"C"型行为特征。

所以如果家庭中有哮喘患者,应当在积极治疗的同时,对其进行安慰和鼓励,树立其与疾病斗争的信心,避免对其厌烦和歧视,但也不能过分溺爱,以免其产生依赖心理,必要时要主动向心理医生寻求帮助。

 ## 286. 他为什么一不开心就全身瘙痒?
——心理行为因素与神经性皮炎

曾国藩是中国近代史上一位重要的历史人物,被称为晚清"第一名臣",后来者推崇其为"千古完人""官场楷模"。可是这样一位著名的政治家,其终身也为一"顽疾"所困。他在《曾国藩家书》中提到:"余遍身生疮,奇痒异常,极以为苦。"说的就是他全身常常会出现一些"癣病",发作时就奇痒难耐,而相处日久的随从慢慢摸透了他癣病发作的规律:曾国藩每当遇到不顺心的事,就如条件反射一样,皮肤开始瘙痒。其实他的"癣症"就是神经性皮炎。

神经性皮炎是一种常见的以剧烈瘙痒及皮肤苔藓样变为特征的皮

肤神经功能障碍性皮肤病,也是一种心身疾病。神经性皮炎与心理因素存在很紧密的关联。患者经常会有头晕、烦躁、失眠等症状表现,有时还会表现焦躁不安、神经衰弱等症状。当这些症状得到改善后病情也会随之减轻。所以很多医生都认为神经性皮炎的发生与人体大脑皮层的兴奋或抑制功能失调相关,其性情急躁、思虑过多、敏感多疑等产生的负面情绪均可以通过大脑皮质、丘脑下部及交感肾上腺系统,导致神经性皮炎的发生。

因为神经性皮炎容易受到心理因素的影响,所以当你发现自己因不开心而浑身瘙痒时,一定不要过度紧张,要保持足够的睡眠和良好的心态,正如《曾国藩家书》中所写:"凡遇牢骚欲发之时,则反躬自思,吾果有何不足,而蓄此不平之气,猛然内省,决然去之。"

287. 为什么好发脾气的人容易患高血压?
——心理行为因素与高血压

高血压作为一种常见病已经为大众所熟知。引起高血压的因素有很多,例如体重、食盐摄入、饮酒、遗传、生活方式等,除了以上因素外,心理因素、精神压力也是导致高血压的重要因素之一。

高血压病人往往具有好胜心强和过度拘谨的行为特点,对自己的现状不满足,常有时间紧迫感和压力较大,也就是我们常说的A型行为模式。正因为此类人长期处于焦虑、恐惧、愤怒、敌意等负面情绪中,就会通过神经系统,引起心率、心输出量、外周阻力、肾上腺皮质、肾上腺髓质等功能变化,从开始的血压反复波动,最终演变为持续性高血压。

所以高血压患者除了积极采取药物治疗外,更应注意心态的调节,在日常生活中尽量做到:① 放慢节奏,降低要求,放弃完美主义者幻想;② 学会欣赏别人,多关注他人的优点,学会宽容、平和处世;③ 学会在长时间的工作或活动中有意识地稍作停顿,以减轻紧迫感,缓解心理压力;④ 增加对他人需求的理解,多为他人着想,多微笑,使自己生活在最佳境界中,从而维持血压的稳定。

 ## 288. 为何他会有"男"言之隐?
——心理因素与性功能障碍

男性性功能障碍的发生是受精神、心理、内分泌、血管和神经等多种因素影响的,其中有八成左右是由于心理因素所导致的,常见的心理因素有:① 错误的性观念。人在成长的过程中,缺乏科学的知识和正确的引导,如首次遗精导致的害怕和担心、对性知识和性观念的偏差等。② 过去性经历的影响。如性创伤、性交失败后产生的恐惧和焦虑。③ 环境因素。夫妻之间常常因为家庭琐事发生纠纷而至双方关系冷淡,甚至对对方产生厌恶之情,必然会导致性生活冷淡。④ 文化心理因素。由于宗教和文化背景的影响,某些人对性生活存在偏见,主观上放弃或减少性活动,造成性压抑。

男女性生活应该在放松、快乐的氛围中进行。所以,如果性生活中出现不和谐,要及时放松与调整紧张心态,缓和与消除焦虑不安的情绪,改变吸烟、嗜酒等不良的生活方式,保证适当的锻炼和充足的睡眠,必要时可以向心理医生寻求帮助。

 ## 289. "神经病"和"精神病"是一回事吗?
——器质性疾病与功能性疾病

在我们的日常生活中,常常会听到别人用"神经病"或"精神病"来形容一个人脑子有问题,宛如疯子一样。其实,这两个词虽然都表示一个人的大脑出现了疾病,但有着很大的区别。

"神经病"一词通常指神经系统发生的器质性病变。这一类疾病常常伴随着疼痛、肢体麻木、运动功能受损及明显的意识障碍,可以通过头颅CT、磁共振等医学检查发现病因,常见的疾病有脑外伤、脑梗死、脑出血、癫痫发作及重症肌无力等。这一类问题需要去神经内科或神经外科就诊。

而"精神病"一词通常指某些严重的精神障碍,是在各种生物学、心理学以及社会环境因素影响下,大脑功能失调,导致认知、情感、意志和行为等障碍为临床表现的疾病。其原因既有功能性的,也有器质性的,或兼而有之。这里主要是指功能性的。患者会出现幻觉、妄想、情感高涨、兴趣减退、哭笑无常、行为怪异等表现,常常无法认识到自己的病情(即无自知力),所以不愿意主动去医院寻求帮助。常见的精神病有精神分裂症、躁狂症、双相情感障碍、偏执型精神障碍等。如果出现此类疾病,需要家属和精神科医生积极配合,尽早送至精神专科医院就诊。

"神经病"和"精神病"虽说有着本质的不同,但也有着千丝万缕的联系,有时可以同时存在,"器质性"与"功能性"也是相对的,需要医师全面的检查和专业的分析才能做出准确的判断。

"精神病"一词在当代专业领域一般不主张使用。

精神分裂症

精神分裂症是非常常见的精神障碍,也是精神障碍中最严重的一种。其基本特征为患者的精神活动出现内在的不一致、不协调(分裂),并由此导致与环境的不一致或不协调,可表现为思维、情感、意志及行为等多方面的障碍。医学研究表明发病原因可能与遗传、性格特征、社会环境等多种因素相关。精神分裂症多发病于青壮年,约1/2的患者在20~30岁发病,可有不同的起病形式,多表现为迁延性的病程,部分患者最终会表现出情感、认知等全面衰退状态。

根据临床特点,常分为偏执型、青春型、紧张型、单纯型和未定型等。目前临床上以抗精神病药物治疗配合心理治疗作为首选。

290. 他为什么一上课就要上厕所？
——肠易激惹综合征

近年来，常常会有学生在家长的陪同下向心理医生求助：他们只要一上课就想上厕所。他们罹患的是一种心身疾病——肠易激惹综合征。

肠易激惹综合征(IBS)是一种常见的功能性肠道疾病，主要表现为反复发作的腹痛、腹胀、排便习惯改变，并伴有粪便性状改变。通常IBS发病时医学相关检查均未能发现肠道有组织结构上的病变，而疾病的发作和加重几乎都与情绪因素相关，多数病人具有精神状态的变化，如紧张、焦虑、忧郁、悲伤、恐惧、烦恼等。目前认为，情绪因素引起自主神经功能及肠道菌群紊乱，导致结肠运动与分泌功能的失调。所以，IBS的治疗除了针对肠道症状以外，改善情绪尤为重要。

291. "记忆橡皮"为何擦去了亲情？
——阿尔茨海默病

每个人的大脑就像一张白纸，每一天所经历的点点滴滴都像铅笔字样被记录在这张白纸上。我们在暮年之时，能够从这张白纸上的文字中，回忆这一生的酸甜苦辣。可是，有一种疾病，却能像"橡皮擦"一样，肆意地从这张白纸上删减文字，这块"橡皮擦"就是阿尔茨海默病。

阿尔茨海默病，俗称"老年痴呆症"，是一种起病隐匿的进行性发展的神经系统退行性疾病，迄今缺少有效的干预手段，药物等治疗仅能延缓其发展。患者临床上以记忆障碍、失语、失用、失认、视空间功能损害、执行功能障碍以及人格和行为改变等全面性痴呆表现为特征。正因为疾病的严重程度和不良预后，往往会造成患者及家人心理上的沉重打击。患者因为记忆的丧失，不仅自尊心会受挫，还常常产生强烈的无助感和焦虑情绪,对生活持消极态度,甚至患上抑郁症。

如果家中出现阿尔茨海默病的患者,家人应该在药物治疗的同时,尊重与关爱患者,接受患者情绪的表达,为患者提供正向鼓励与心理支持,缓解患者的紧张、焦虑、抑郁等不良情绪,提升患者的自尊水平,增强患者的自我效能。同时,通过组织家庭活动、构建社会支持等措施,促进家人与患者、患者与患者之间的相互交流,增强患者的社会支持。

 292. 男性也有"更年期"吗?
——迟发性性腺功能减退症

每年的10月28日是"世界男性健康日",2021年的主题为"健康中国共同守护,男性健康科普先行",这个节日设立的目的是呼吁社会能够多关注男性健康。

一直以来在大家的印象中,只有妇女、儿童才是社会上的弱势群体,男性身强体壮,尤其是40岁以后的男性,事业有成,成熟稳重,家庭美满,何来弱势一说? 可事实上,和女性一样,男人们也有"更年期"。设想一下,夫妻吵架时,妻子常常会被一句"你就是到更年期了!"怼得无言以对,因为大家都觉得"更年期"是女人无力反驳的专属问题。其实不然,早在1938年,西方学者沃克就曾提出了"男性更年期综合征"的概念。2002年,国际老年男性研究会重新将这一综合征命名为"迟发性性腺功能减退症"(PADAM)。它的主要表现有全身无力、潮热阵汗,失眠、食欲减退,并对性生活失去了兴趣等。

男性如果出现了"更年期"症状也不用担心,可以在专业医生的指导下适当用药,尽量避免熬夜等不健康的作息习惯,每天多摄入一些优质蛋白、水果和蔬菜,保持积极乐观的心态。只要正确地面对、坦然地接受,男性就能平稳度过"更年期",并能享受美好的生活。

293. "游戏成瘾"是精神病吗？
——物质成瘾与非物质成瘾

2019年《国际疾病分类》第11版的标准(ICD-11)正式将游戏成瘾纳入"精神与行为障碍"疾病单元,这让很多人感到不解——多玩一会儿游戏就成"精神病"了?

首先,这是对有关概念和术语的误解,在《国际疾病分类》中没有"精神病"类别,只有"精神与行为障碍"类别,过去我们称为"精神病"的若干种严重精神障碍(如精神分裂症)只是其中的一部分,更多的是睡眠障碍、人格障碍、智力发育障碍等。将"游戏成瘾"列入精神与行为障碍类别,并没有说它是"精神病"。

其次,之所以将游戏成瘾纳入疾病诊断标准,是因为研究发现,长期沉迷游戏会造成大脑前额叶结构改变,进而引起控制能力下降及认知功能受损,也需要进行康复和治疗,因此游戏成瘾也是一种成瘾行为。

随着医学科学的发展,成瘾的内涵也在不断丰富,ICD-11不仅包括物质成瘾,如酒精成瘾、尼古丁成瘾、兴奋剂成瘾和新型毒品成瘾等,还包括赌博成瘾、游戏成瘾等行为成瘾(它们仅有"心瘾")。非物质成瘾的核心特征是患者明确知道自己的行为有害却无法自控。其治疗要以心理治疗和家庭治疗为主,有时也需要配合药物治疗。

(参见行为篇第85问)

294. "疑病真方宜辨证,择朋至理贵相知"
——什么是疑病症?

疑病症(hypochondria)又称疑病性神经症,主要指患者担心或相信患有一种或多种严重躯体疾病,病人主诉躯体症状,反复就医,不断地重复检查,即便检查结果为阴性和医生的保证,也难以打消病人的顾虑。疑病症一词最早出现在哲学家伊曼努埃·康德的书中,从单词的构成就可以理解其疾病特点:hypo下＋chondr软骨＋ia某种病→总觉得软骨下有病。患者敏感、内向、以自我为中心,易受暗示,常伴有焦虑、抑郁等情绪障碍。

疑病症患者终日受困于自己"臆想"出的疾病之中,特别是一些危及性命的疾病,时刻都处于紧张恐惧之中,心理痛苦不堪。而这类患者常否认他们的病与心理因素有关,因此更倾向于反复去综合型医疗机构就诊,很少能及时得到心理治疗师的帮助。所以,当你的"疾病"查不出原因时,不妨去心理师那里试一试,也许就能带来新的转机。

 ## 295. 她真的"鬼上身"了吗?
——分离转换性障碍

不知你是否见过这样的场面:一个中年妇女在遇到一些刺激后,会突然倒地抽搐,片刻之后爬起来,用一种从没听过的口音说着奇怪的言语,连周围的家人也不认识,半晌之后才能恢复正常,问她发生了什么,她却一点也不记得了。每当遇到这种情况,村里的七大姑八大姨就会认为她肯定是"鬼上身"了!

这种表现其实也是一种心理疾病,以前叫癔症,现在叫分离转换性障碍。它是一类由明显精神因素、内心冲突、情绪激动、暗示或自我暗示作用于易感个体所致,以解离和转换症状为主的精神疾病。有的如同鬼神附体,用死人的口气说话,神秘莫测;有的四肢抽搐,口吐白沫,宛如癫痫发作;还有的会突然瘫痪失语,躯体检查却一切正常……总之,临床症状千奇百怪,形形色色。而大部分人在痊愈后却又无法回忆起发病时的表现,就像是做了一场梦。

此类人的性格比较任性、急躁、易怒,很容易受周围人的言语、行动、态度等影响,并且喜欢成为大家注意的中心。正是这样的性格才让他们在持久的人际矛盾难以解决时,不能像正常人那样用语言理性表达,却表现出一系列的分离转换症状。

他们也很容易受到积极的暗示,多给予一些正向的引导和暗示,帮助他们缓解紧张的情绪和压力,消除诱因,就能使症状逐步好转。

 ## 296. 是好习惯,还是坏毛病?
——追求完美与强迫症

生活中,有些人常常会有这些表现:发朋友圈时一定要凑齐"九宫格",少一张就全身难受;拼东西时必须整齐恰当,稍有参差就内心抓狂;手机上的APP一旦出现未读消息的红点提示就要点开消除,甚至所有的APP也必须按颜色类别排序分好……有些人为此感到困惑:我如此追求完美,是不是得了"强迫症"?

强迫症又称强迫障碍,是神经症的一种,由于其中有相当一部分人的症状表现得比较顽固,短期难以治愈,明显地影响生活和工作能力,1990年世界卫生组织将其列为十大致残性疾病之一(列最后一位)。其核心表现为强迫观念或强迫行为,或两者同时存在。强迫观念是指头脑中反复出现的、不需要的、闯入性的想法、怀疑、表象或冲动。患者常认为这些闯入性思维是不可理喻的或过分的,不仅与自己的价值观相违背,也让自己感到痛苦,并试图抵制它们。强迫行为是重复的行为或心理活动,继发于强迫观念,受其驱使而实施,包括反复洗涤、核对、检查或询问等。强迫症与普通的追求完美的不同之处,就在于其"重复"和"抵抗"非常明显——明知道没有必要,想要摆脱却反复出现。由此可见,强迫症患者时刻处于痛苦之中,并且明显影响了其生活和工作等正常功能。

所以,完美主义只是一种性格特征,虽然有时也会偏执较真,但只要能接纳自己、适应环境,生活中依然不乏开心之处,这只属于个性特征。倘若总是过高地设置不现实的标准,过度地关注错误和失败,出现各种明显的强迫思维或强迫行为的症状,就要引起自己足够的重视,进行积极的心理调节。中、重度强迫症患者往往需要心理医生的帮助或治疗。

(参见人格(个性)篇第142问)

297. "四"与"死"之间有关系吗?
——集体潜意识导致的死亡

在汉语和日语中,"四"和"死"的发音十分相似,因此有很多中国人和日本人都认为"四"是一个不吉利的数字,在选择手机号码、房间楼层时都会尽可能地避开"4"这个数字,甚至连国内大部分地区的空军飞机也不设四号,这些都是因为忌讳与"死"有关。

美国社会心理学家戴维·菲利普经过调查发现美籍日本人和中国人及其后裔的心脏病死亡率在每月的四号都会有一个高峰,尤其在华人聚居的地区这种现象更为明显,而在白人中却无此规律。如加利福尼亚华人每月四号心脏病死亡率比平时高27%。即使在其他地区,这个数字也高出13%。为了避免其他可能因素的影响,菲利普的小组还分析了华人在这一天是否会增加饮酒或者改变饮食习惯等相关因素,结果发现每月四号与平时并无两样。据称这是迄今为止最可靠的心理因素可能导致死亡的实际例子。

而这种对于"四"与"死"之间的纠结就是心理学上的"集体潜意识",也叫"集体无意识"。他处于人类潜意识的最底层,可能一生都不曾被意识到,却为人类普遍拥有。它既影响和制约人们的行为,也是社会文化的重要组成部分,那些我们肉眼能看到的"文化现象",都是更深层的文化内核或者集体潜意识的表现、反映和结果。所以我们在日常生活中要注意分辨,尽量去选择对你有帮助的集体潜意识,防止消极心理暗示的作用,这样会让你的生活更加轻松。

298. 死神也怕"小红花"

——心理支持可以延缓死亡吗？

电影《送你一朵小红花》让每一个看过的人都深受触动。电影讲述了两个身患癌症的年轻人通过相互鼓励、家人的陪伴、同病相怜之人的支持,逐渐认识到生命的意义。电影中男孩第一次积极主动地去感受生活时,女孩奖励了他人生中的第一朵小红花,正是这朵小红花帮助他从逆境中走了出来。这个故事说明积极的心理也可以疗愈疾病。

在一个人被确诊为癌症之前,通常会经历好几个阶段,这与美国心理学家库伯勒·罗斯提出的接受死亡阶段是相似的,即否认—愤怒—讨价还价—抑郁—接受。他们的内心深处会经历恐惧,害怕面对死亡,害怕被家人抛弃,害怕和深爱的人分开等消极情绪。因此,即便对癌症患者,在规范地进行医学治疗的同时,也要鼓励他们积极地面对,通过积极的心理治疗方法,改善他们的消极情绪,鼓励他们勇敢面对生活,有可能获得意想不到的效果。

299. 健康睡眠的标准

——睡多长时间最好？

衡量睡眠质量好坏的主要标准,不是睡眠时间的长短,而是第二天的精神状态,只要第二天感觉精力充沛,没有觉得不舒服,就表明睡眠是充足的。当然,睡眠时间也是判断睡眠健康的指标之一,不同年龄的人群所需的睡眠时间不同,大体如下:

(1) 新生儿期至生后3~5个月每日总睡眠时间约为16小时,快速眼动睡眠(REM)约占50%。

(2) 6~23个月的婴儿每日总睡眠时间一般为13~14小时,快速眼动睡眠(REM)一般占30%~40%。

(3) 3～5岁幼儿每日总睡眠时间一般为11～12小时,快速眼动睡眠一般占20％～30％。6～9岁儿童每日总睡眠时间约为11小时,快速眼动睡眠约占20％。

(4) 青少年和50岁以下的成人平均每日总睡眠时间约为8小时。

(5) 50岁以后每日睡眠时间一般为7小时左右。同年龄男女睡眠时间无明显差别。

睡多与睡少是相对而言的。有的人每天只睡五六个小时,却精力充沛,身体也很健康,而患有睡眠呼吸暂停综合征的患者,可以一天十几个小时都在睡觉,却仍然感到疲乏、嗜睡。一般来讲,差异不超过2小时都在正常范围。

(参见行为篇第78、79问)

睡眠质量的自测

睡眠质量的自测通常采用国际公认的阿森斯(Athens)失眠量表(AIS)。本量表用于记录你对遇到过的睡眠障碍的自我评估。对于以下列出的问题,如果在过去一个月内每星期至少在你身上发生三次,就请你圈点相应的自我评估结果。

(1) 入睡时间(关灯后到睡着的时间)

0:没问题;1:轻微延迟;2:显著延迟;3:延迟严重或没有睡觉。

(2) 夜间苏醒

0:没问题;1:轻微影响;2:显著影响;3:严重影响或没有睡觉。

(3) 比期望的时间早醒

0:没问题;1:轻微提早;2:显著提早;3:严重提早或没有睡觉。

(4) 总睡眠时间

0:足够;1:轻微不足;2:显著不足;3:严重不足或没有睡觉。

(5) 总睡眠质量(无论睡多长)

0:满意;1:轻微不满;2:显著不满;3:严重不满或没有睡觉。

(6) 白天情绪

0:正常;1:轻微低落;2:显著低落;3:严重低落。

(7) 白天身体功能(体力或精神:如记忆力、认知力和注意力等)

0:足够;1:轻微影响;2:显著影响;3:严重影响。

(8)白天思睡

0:无思睡;1:轻微思睡;2:显著思睡;3:严重思睡。

答案:总分小于4分:无睡眠障碍;总分为4~6分:可疑失眠;总分大于6分:失眠。

 ## 300. 情绪会传染吗?

——踢猫效应

很多人认为情绪是一个人的事,与他人无关,可事实真的如此吗?心理学家曾经做过这样一个实验:将一个乐观开朗的人和一个郁郁寡欢的人关在一起,出人意料的是,在半个小时之内,这个原本开朗的人也变得消极起来了。这个实验证明情绪就像病毒一样,具有很强的传染性,而且传染速度很快。这种现象就叫情绪转移定律,又称"踢猫效应"。

一般而言,人的情绪会受到环境以及一些偶然因素的影响,当一个人的情绪变坏时,潜意识会驱使他选择下属或无法还击的弱者发泄。受到上司或者强者情绪攻击的人又会去寻找自己的出气筒。这样就会形成一条清晰的愤怒传递链条,最终的承受者,即"猫"——最弱小的群体,也是受气最多的群体,因为也许会有多个渠道的怒气传递到它这里来。

由此可见,当一个人处于愤怒、悲伤等不良情绪中时,不仅会影响自己的身心健康,还会在无意识中影响到周围的人,让别人也陷入不良的情绪之中。所以,每个人都要控制和管理好自己的情绪,努力做一个温暖周围人的"中央空调",不要加入"踢猫"的行列。

(蔡 磊)

后　记

2016年12月30日,国家卫生计生委同中宣部等22个部委联合印发的《关于加强心理健康服务的指导意见》指出:"普遍开展职业人群心理健康服务。各机关、企事业和其他用人单位要把心理健康教育融入员工思想政治工作,制订实施员工心理援助计划,为员工提供健康宣传、心理评估、教育培训、咨询辅导等服务,传授情绪管理、压力管理等自我心理调适方法和抑郁、焦虑等常见心理行为问题的识别方法,为员工主动寻求心理健康服务创造条件。对处于特定时期、特定岗位、经历特殊突发事件的员工,及时进行心理疏导和援助。"

本书是二航局四公司贯彻实施上述文件要求,实施员工心理援助计划(EAP)的研究成果之一。该项目为全体员工及其家属(配偶、小孩、双方父母等)提供全方位的心理咨询和心理支持服务,以加强员工人文关怀,舒缓心理压力和情绪,防范因心理行为问题导致的恶性事故,提升心理健康素养,培养积极正能量,助力思政、群团、人才、安全等各项工作,促进企业文化建设发展。该项目吸收了国际EAP的技术要点,根据中国国情和企情而设计的EAP实施方案,是一套系统性、长期性、专业性的心理帮助服务,内容包括心理测评、每日心理咨询(普通热线与专家热线)、各种心理讲座与报告、多种小组或团体活动、网上心灵驿站微信平台、健康咨询与行为指导、危机干预与紧急救援、企业内部EAP骨干培养、群团工会等活动的心理参与、EAP专题研究等十余种形式,为员工及其家属和企业提供全方位的心理帮扶与支持。

二航局四公司是中交集团旗下中交二航局在芜湖设立的全资子公司,公司具有公路工程施工总承包特级、公路行业工程设计甲级、市政公用工程施工总承包一级、公路路基工程专业承包一级等资质。公司现有员工1500多人,施工足迹遍布全国20多个省市及海外多个国家,是集路桥、水工、市政、铁路等工程以及投融资于一体的大型综合性施工央企。当前国内项目分布于广西、江苏、浙江、上海、山东、福建、北京和安徽等省市数十个工地,海外项目分布于塞尔维亚、黑山等国家,企业员工工作场所比较分散偏远,流动性较大,工作任务繁重,夫妻分居较多,员工EAP的实施具有较大的难度和挑战性。

本EAP专家团队由芜湖市镜湖区新民心理咨询工作室组建,专家主要来源于皖南医学院应用心理学专业教师及皖南医学院第一附属医院(弋矶山医院)和第二附属医院心理科的心理医生,除此之外,还为少年儿童配备了中小学专任心理老师。所有专家都具有硕士或博士学位或中、高级技术职称,志愿者队伍由应用心理学专业高年级研究生组成,还有企业内部卫生所医师的协作。皖南医学院应用心理学是安徽省一流专业,培养了我国医学院校首届医学心理学方向本科生(2004年),应用心理学教学、研究与应用经验积累比较深厚。本书撰写任务由上述专家团队担任,芜湖市第四人民医院的蔡磊主任和芜湖市火龙岗中学的王婷老师也参与了本书的编写工作。

本EAP于2021年元月开始构思、研讨和策划,通过试运营阶段,正式实施于2021年6月。自计划启动以来所有项目陆续开展,如EAP项目线上线下推广,为员工及亲属的线上普通心理咨询和专家咨询及时开通,网络心灵驿站微信平台服务,特殊情况安排线下咨询,企业内部心理专员培训等,得到了员工及其家属的欢迎和广泛关注。项目专家组已经赴南宁、杭州、上海、南京、绍兴、宁波、嵊州、宿迁以及安徽巢湖、马鞍山和芜湖等十余个工地,为基层项目员工开展现场心理健康辅导讲座和减压培训近20场。在本项目实施过程中,《安徽日报》、"今日芜湖"客户端和中工网等媒体予以了报道。项目及其实施成果应邀在安徽省医学会行为医学分会2021年学术年会(2021年10月,合肥)上进行了大会报告,还将在中国高等教育学会医学心理分会第21届年会暨中国心理学会医学心理专业委员会学术会议上进行大会报告。

在本EAP实施过程中以及本书的创作过程中,要特别感谢二航局四公司领导的支持,公司党委书记、董事长秦体达同志的"让全体员工幸福、富裕、快乐,有尊严地生活"理念拓宽了我们的思路。感谢中交二航局工会王燕、欧阳治国同志的关心,还有二航局四公司工会刁湘俊主席和高粱栋副主席等给予的多方面的支持。还要感谢二航局四公司工会办主任余剑飞同志,他作为二航局四公司员工EAP项目推动者,不辞劳苦,精心筹划,全面深度参与,感动并激励着我们专家团队努力工作。